中华传统医药简明读本

神奇的刮痧美颜术

《中华传统医药简明读本》编委会　编著

广西科学技术出版社

图书在版编目（CIP）数据

神奇的刮痧美颜术 /《中华传统医药简明读本》编委会编著 . —南宁：广西科学技术出版社，2016.6

　　ISBN 978-7-5551-0624-1

　　Ⅰ . ①神…　Ⅱ . ①中…　Ⅲ . ①美容—刮搓疗法　Ⅳ . ① R244. 4 ② TS974.1

中国版本图书馆 CIP 数据核字（2016）第 100298 号

SHENQI DE GUA SHA MEI YAN SHU

神奇的刮痧美颜术

《中华传统医药简明读本》编委会　编著

责任编辑：冯靖城　石　芮　　　　　　封面设计：韦娇林　蒙　晨
责任印制：韦文印　　　　　　　　　　责任校对：钱　虹

出 版 人：韦鸿学　　　　　　　　　　出版发行：广西科学技术出版社
社　　址：广西南宁市东葛路 66 号　　邮政编码：530022
网　　址：http://www.gxkjs.com　　　在线阅读：http://www.gxkjs.com

经　　销：全国各地新华书店
印　　刷：广西大华印刷有限公司
地　　址：南宁市高新区科园大道 62 号　　邮政编码：530007
开　　本：889 mm × 1240 mm　　1/32
字　　数：113 千字　　　　　　　　　印　　张：4
版　　次：2016 年 6 月第 1 版
印　　次：2016 年 6 月第 1 次印刷
书　　号：ISBN 978-7-5551-0624-1
定　　价：25.00 元

目 录

第三章 刮痧减肥，事半功倍

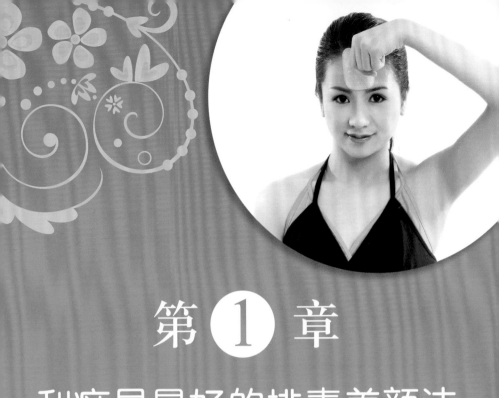

第 1 章

刮痧是最好的排毒养颜法

01 要想美丽通透，先让经络畅通

中医认为，人体中贯穿着经络，这些经络是人体气血与津液的通道。经络一旦受阻，人体就会将各种警示体现在体表，比如皮肤变得粗糙、气色变差、水肿等。由此可知，皮肤和健康出了问题，归根结底均是经络淤阻等引起的。只有保持经络畅通，人才能健康美丽。

经络是什么

人体经络系统由十二经脉、奇经八脉等组成。正经有十二条，即手足三阴经和手足三阳经，合称十二经脉，是气血运行的主要通道。奇经有八条，即督、任、冲、带、阴跷、阳跷、阴维、阳维，合称奇经八脉，有统率、联络和调节十二经脉的作用。

总体说来，经络沟通于脏腑与体表之间，在内连属于脏腑，在外连属于皮肤、筋肉等，将人体各脏腑、组织、器官连接成一个有机的整体，从而使人体的各功能活动保持相对的协调平衡状态。

女性经络不通的常见症状

◎手太阴肺经不通：怕风，易出汗，皮肤干燥、容易过敏，面色苍白无华。

◎手厥阴心包经不通：失眠多梦，心烦，健忘，胸闷，神经衰弱。

◎手少阴心经不通：心烦，心悸，心痛，气短，易怒，口腔溃疡，口干，口臭。

◎手阳明大肠经不通：皮肤过敏，色斑多，肠胃功能弱。

◎手少阳三焦经不通：耳鸣，手足怕冷，倦怠，易怒，皮肤容易过敏，食欲不振。

◎手太阳小肠经不通：小腹绕脐而痛，易腹泻，手足寒凉，虚胖。

◎足太阴脾经不通：脘腹胀气，易呕吐，易倦怠，虚胖，头脑不清。

◎足厥阴肝经不通：胸胁胀痛，易怒，皮肤萎黄，月经不调，乳房疾病。

◎足少阴肾经不通：手足怕冷，腰膝酸痛，月经不调，性欲减退，尿频，尿少，尿黄。

◎足阳明胃经不通：胃痛怕热，消化不良，倦怠，便秘，身体消瘦。

◎足少阳胆经不通：口干口苦，易惊悸，便秘，皮肤萎黄。

◎足太阳膀胱经不通：恶风怕冷，腰背肌肉胀痛，腰膝酸软，尿频，尿多，尿黄。

◎任脉不通：怕热汗多，阴阳失调，月经不调，性冷淡。

◎督脉不通：虚寒怕冷，手足不温，疲劳乏力，颈椎痛，腰椎痛，阴阳失调。

经络畅通，才能气血充盈，美若桃花

对于女性而言，疏通经络除可防病治病外，还具有以下保健功效：

◎可以有效调节女性的内分泌，促进激素的正常分泌，预防多种妇科疾病，还能通过促进激素分泌而达到丰胸的效果。

◎改善面色晦暗，使肌肤重现红润好气色。

◎增强皮肤弹性，有效预防并淡化皱纹，延缓衰老。

◎抑制黑色素生成，改善黑黄的肤色，淡化色斑和黑眼圈。

◎通过按摩、刮痧等手法促进脂肪燃烧，从而达到减肥塑身的目的。

◎排出体内多余的水分，消除身体水肿和眼袋。

02 刮痧是清理体内通道最好的办法

很多女性认为，刮痧是民间常用的土办法，怎么能达到美容美体保健的功效呢？事实上，刮痧是中医运用最广泛的自然疗法之一，是一种完全没有副作用的保健美容方法。下面就让我们一起来了解刮痧吧。

刮痧的原理

通俗地说，刮痧是将黏附在血管壁的淤血清除到血管外，再经血液重新吸收入血管，经过全身的循环，将废物通过尿液等排出的方法。

刮痧的三大功效

◎促进代谢，排出毒素。刮痧能将体内代谢的垃圾刮拭到体表，使体内的血流畅通，恢复自然的代谢活力。

◎舒经通络，行气活血。刮痧作用于皮肤表面，使经络通畅，气血通达则淤血化散，全身气血通达无碍，局部疼痛得以减轻或消失。在明显减轻疼痛的同时，也有利于病灶的康复。

◎调整阴阳。中医十分强调机体阴阳关系的平衡，而刮痧对人体功能有双向调节作用。

三大优势，让你对刮痧爱不释手

◎人患病以后，如果通过服药治疗，需要一个缓慢的过程，而刮痧疗法在瞬间就能排出人体毒素，改善微循环。

◎刮痧只在皮肤表面进行，不需服用任何药物，没有任何毒副作用。

◎刮痧操作简便易学，随时随地都可进行。

03 痧是身体给你的健康密码

正确认识刮出的痧

刮痧后，皮肤表面会出现红色、紫色或黑色的斑或疱，这些斑或疱就是痧。可别小看这些痧，它可是身体给你的健康密码呢！

痧是经络气血中的污秽，俗称痧毒。痧的颜色深浅通常是病症轻重的反映。病情较重时，痧就出得多，颜色也深；病情较轻时，痧出得少些，颜色也较浅。

出痧并不可怕

很多女性担心，刮痧后会在皮肤上留下一片红斑，看上去很可怕，还担心会损伤皮肤。事实上，出了痧并不可怕，不管痧的颜色有多深，都不会损伤皮肤，更不会留下印记，因此不必担心。一般情况下，皮肤上的痧会在3~5天内逐渐消退，最迟也不会超过一周就能完全恢复正常。出痧不但不会损害皮肤，而且由于这种方法能活血化淤，促进局部的血液循环，反而会使皮肤变得比原来更好。

工欲善其事，必先利其器

刮痧就是用刮痧板蘸上刮痧油反复刮动的过程。提到刮痧用品，人们最先想到的就是刮痧板。事实上，刮痧板并非是刮痧的唯一器具，一些日常用品也可以用来刮痧，比如硬币、汤匙等。此外，除了刮痧工具，还应重视刮痧介质的选择，这样才能让刮痧的效果事半功倍。

刮痧工具

专业刮痧板

刮痧板是刮痧的主要工具。专用的刮痧板形状各异，但一般以长方形较为多见，边缘光滑，四角钝圆。在用于人体刮痧时，最常用到的是刮痧板的三个部位，即稍厚的长边、稍薄的长边和棱角，薄边一般用于人体较平坦部位的刮痧，略微凹陷的厚边适合于按摩保健类的刮痧，而刮痧板的棱角则适合于人体凹陷部位的刮痧。

刮痧板除了在形状上有所区别外，材质也有许多不同的种类，目前最常用的有水牛角刮痧板和玉制刮痧板。

水牛角刮痧板

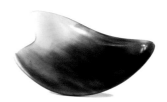

　　水牛角刮痧板是目前最常用到的刮痧工具，形状各异，功能较多。水牛角制成的刮痧板在形状上，常做成不同的边、弯、角及不同厚度。

　　由于水牛角本身就是一种中药，具有发散行气、活血化淤、软坚润下、清热解毒的功效，因此用这种材质的刮痧板刮拭人体，不但对各部位具有明显的保健效果，还可避免金属类器具造成的疼痛、皮肤损伤、静电等不良反应。

玉制刮痧板

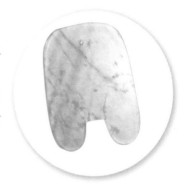

　　《本草纲目》中提到，玉具有清音、止渴、定喘、安神、滋养五脏六腑的作用。中医认为，玉入肺经，可润心肺、清肺热。因此，与水牛角刮痧板一样，玉质刮痧板也有助于行气活血、疏通经络。

硬币

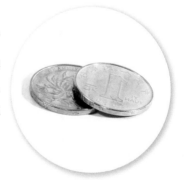

　　硬币是不错的刮痧板替代品，常见的材质分为两类，即铜质和铝质。铜质的硬币是最常用的刮痧工具，一般要选取边缘较厚且没有残缺的；铝质硬币因边缘有齿痕，因此刮痧时力度要轻一些，以防刮破皮肤。

瓷器

最常用于刮痧的瓷器有碗、汤匙、小酒杯、杯盖等，但一定要选用边缘较厚且光滑的，避免使用边缘有齿痕的，以免刮伤皮肤。用瓷质工具刮痧时，可以边蘸刮痧介质边在受术者身体的特定部位上刮抹，直到刮出紫黑色的痧点为止。

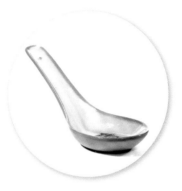

有机玻璃纽扣

有机玻璃纽扣因其取材方便、清洁消毒处理较为容易，而成为当前较为常用的一种刮痧工具。一般情况下，应该选用边缘光滑、较大的纽扣，便于捏拿操作。

棉纱线、头发

将适量的棉纱线或头发捏成团，蘸取适量的刮痧介质就可以刮痧了。这种方法常用于刮拭头面部和婴幼儿的皮肤，但刮拭时力度一定要适当，以免造成不必要的伤害。

蚌壳

蚌壳是沿海地区最常用到的一种刮痧工具，但一定要选取边缘光滑或磨成钝缘的小蚌壳。

刮痧介质

刮痧介质是一种润滑剂，可以减小刮痧工具与人体皮肤之间的阻力，增强刮痧的疗效。刮痧时，正确使用刮痧介质，不仅方便刮拭，还可以起到保护皮肤免受工具擦伤的作用。另外，如果在刮痧介质中添加某些药品，还可增强保健效果。

在刮痧过程中，常用的刮痧介质有以下几种。

专业的刮痧油

刮痧油是由无毒副作用的药物和渗透性强、润滑性好的植物油加工而成，润滑效果好，一般具有清热解毒、活血化淤、消炎止痛的作用。在药物疏通经络、行气活血与植物油滋润保护皮肤的双重作用下，使其不但具有保健功效，还常用于各种疾病的刮痧治疗。刮痧时涂以专业的刮痧油不但可以减轻疼痛，加速赶走病邪，还可保护皮肤、预防感染，使刮痧的过程更加安全有效。

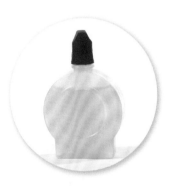

植物油

最常用的刮痧油主要有香油和其他一些植物油。由于这类油剂都是纯天然植物成分，没有任何毒副作用，具有活血化淤、加速血液循环、扩张毛细血管、促进出痧等功效。

刮痧乳

刮痧乳由多种天然植物、维生素 E 等成分制成，常用于面部美容刮痧，尤其对女性皮肤粗糙、皱纹、青春痘、色斑等有较好的改善作用。

水

凉开水是家庭刮痧的最常用介质，经济实惠，取材容易。如果受术者略有发热，也可用温开水。

白酒

白酒具有通经疏络、活血祛寒、散淤消积的功效，对于经络不通引起的病症十分有益。

　　刮痧时，光有刮痧工具和刮痧介质是不够的，还要注意一些刮痧手法以及刮痧禁忌等方面的技巧。只要适当运用这些技巧，就能为刮痧效果加分哟！

常用刮痧手法

　　大多数人认为刮痧自然要使用刮痧工具，其实，这可不一定。因为刮痧除了使用工具外，也可以徒手操作。根据刮痧过程中是否使用工具，大体上可以将刮痧手法分为两类，即使用工具刮痧和徒手操作。

使用工具刮痧

　　使用工具刮痧分刮痧法、挑痧法和放痧法等几种手法。这里主要介绍刮痧法。

刮痧法

　　刮痧法是最常使用的刮痧手法，根据应用不同，可分为直接刮法和间接刮法两种。

　　◎直接刮法是刮痧疗法中最常用的一种方法。此法是用刮痧工具直接接触受术者的皮肤，在人体的特定部位反复进行刮拭，直至皮下呈现紫红色的痧痕或痧点为止。操作时，受术者取坐位、俯卧位或仰卧位；施术者先用热毛巾擦洗受术者被刮部位的皮肤，并均匀地涂上刮痧介质，然后持刮痧工具，在需要刮拭的部位进行刮拭，直到刮出痧为止。

　　◎间接刮法是指先在受术者所要刮拭的部位放一层薄布，再用刮痧工具在布上刮拭。这种方法可以保护皮肤不受损伤，较适用于儿童及年老体弱等人群。操作时，施术者先用热毛巾擦洗受术者需要刮拭部位的皮肤，并均匀地涂上刮痧介质；再在受术者的刮痧部位放上干净的手绢或薄布，手持刮痧工具，在手绢或薄布上面朝一个方向快速刮拭，每处刮拭20~40次，掀开手绢或薄布检查一下，如果皮肤呈现暗紫色即可停止刮拭，再换另一处继续刮拭。

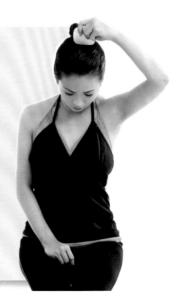

贴士：怎样拿好刮痧板

　　刮痧板会在刮痧过程中大展拳脚，但是怎样拿刮痧板才能更好地发挥刮痧的效果呢？方法如下：手握刮痧板，大拇指及其余四指弯曲，分别放在刮板两侧；如果用于治疗，刮痧板的底边应横靠在手掌心部位，刮痧板厚的一边对着手掌；如果用于保健，则要将刮痧板薄的一边对着手掌。

徒手操作

徒手操作即不使用任何刮痧工具，只借助双手将人体内的痧排出，可分为揪痧法、扯痧法、挤痧法、拍痧法、点揉法等。

揪痧法

操作时，用食指和中指的第二指节对准揪痧部位，把皮肤与肌肉揪起，然后瞬间用力向外滑动再松开，这样一揪一放，反复进行，并连连发出"啪啪"的声响。同一部位可反复操作6~7遍，使被揪起部位的皮肤出现痧痕为宜。当然，在这一过程中也可用拇指、食指对捏所要揪痧的部位，效果同样很好。

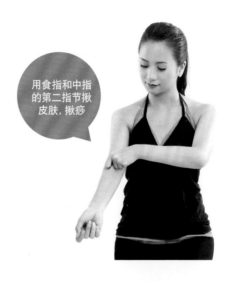

用食指和中指的第二指节揪皮肤，揪痧

扯痧法

操作时，施术者用大拇指与食指用力扯提受术者需要扯痧的部位，使小血管破裂，至出现暗紫色的痧点为止。这种方法主要适用于头部、颈项、背部及面部的太阳穴和印堂穴等部位。

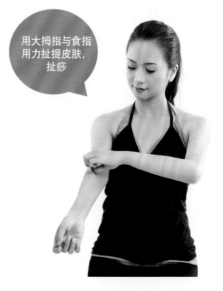

用大拇指与食指用力扯提皮肤，扯痧

挤痧法

操作时，施术者用双手食指、拇指或单手食指、拇指，在所要挤痧的部位用力挤压，至出现紫红色的痧斑为止。这种方法也可与放痧法、挑痧法配合使用，效果更理想。

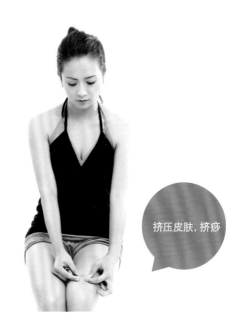

挤压皮肤，挤痧

拍痧法

施术者用虚掌拍打受术者体表需要治疗的部位的方法，此法适用于痛痒胀麻的部位。

操作时，施术者首先在受术者所要施术的部位均匀地涂上刮痧介质，然后在受术者体表的特定部位拍打，直至皮下出现痧痕为止。拍痧时要求施术者用力均匀，一般采用腕力，同时要根据受术者的病情和反应调整拍打的力度。

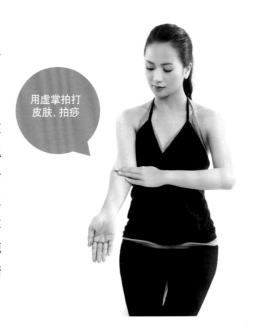

用虚掌拍打皮肤，拍痧

点揉法

点揉法就是施术者用手指在受术者需要治疗的部位或穴位上进行点压，同时做画圈或旋转的揉动。此法主要适用于头面部、腹部、肢体关节及手足等部位。

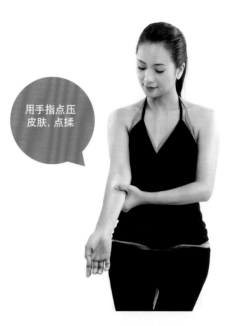

用手指点压皮肤，点揉

操作时，施术者用拇指、食指、中指指端按压在施治穴位或部位上，用力施压在受术者皮肤和穴位上，力度由轻到重，动作要灵活，持续3~5分钟，以受术者感觉酸胀和皮肤微红为度。

点揉法常与刮痧法配合应用，这样既可以帮助弥补刮痧疗法的不足，也可起到增强疗效的作用。

贴士：刮拭要领

◎在刮拭经络时，应保证一定的刮拭长度。如果需要治疗的经脉较长，可以分段刮拭。一般以穴位为中心，上下总长度为13~16厘米，在穴位处重点用力刮。刮的过程中，一般在一个部位刮完后，才能再刮另一个部位。

◎刮痧时要注意用力方向。除了向刮拭方向用力之外，更重要的是要有对体表向下的按压力。这是因为经脉和全息穴区在人体内有一定的深度，必须使刮拭的作用力传导到深层组织，才能达到治疗效果。

◎注重点、面、线相结合，这是刮痧的特点，也是刮痧简便易学、疗效显著的原因之一。点就是穴位；面即在刮痧治疗时刮痧板边缘接触体表的部分；线即经脉循行路线。经络、穴位相比较，重在经络，刮拭时重点是找准经络。只要能准确地找到经络的位置，穴位必然就在其中。

◎在应用刮痧治疗的过程中，可根据受术者的体质、病情和刮拭部位，选择合适的刮拭方法，也可结合几种刮拭方法来灵活运用。

根据不同体质选择刮痧的补泻手法

刮痧手法除了依据是否使用工具分类外，还可根据刮痧的力度和速度分为补法、泻法和平补平泻法等手法。

补法

补法的特点是刮拭力度小，速度慢，能激发人体的正气、舒缓血气。补法多用于年老体弱、久病重病的受术者。

泻法

泻法则与补法相反，其特点是刮拭力度大，速度快，能疏泄病邪、去火平气。泻法多用于年轻体壮者和急病者。

平补平泻法

平补平泻法是介于补法和泻法之间的手法，因此力度、速度也都介于二者之间。

刮痧禁忌

刮痧疗法虽然适用性较广，可应用于各种疾病，但也并非无所不能。常见的刮痧禁忌主要包括：

◎对于皮肤较薄、有经常性出血的人，如患有白血病、血小板减少等病症者，禁用刮痧治疗。

◎患有重度心脏病、急性传染性疾病者，不可依赖刮痧疗法，而应尽快送医院进行紧急观察治疗。如果条件确实不允许施救，那么也可考虑用刮痧法救急，以争取更多的时间和治疗机会。

◎患疖肿、痈疮、溃烂、传染性皮肤病及皮肤有不明原因的包块者，忌用刮痧法直接在病痛部位进行刮拭，以免对皮肤造成重创。

◎空腹、过饥、过饱的情况下禁止刮痧，以免造成身体不适或晕厥。

◎妊娠期的女性忌刮下腹部及三阴交、足三里等穴位。另外，如果给孕妇刮痧，一定要注意把握好力度，宜轻不宜重。

◎体质较差者、年老体弱者、孕妇以及女性的面部，忌大面积强力刮拭。

◎婴幼儿皮肤娇嫩，因此禁止用泻法进行刮痧。如果采用间接刮痧，用力也要轻巧，切忌用力过猛。

◎对刮痧治疗极度紧张和恐惧者，如果在医师的指导下也不能调整心理，忌用刮痧法进行治疗。

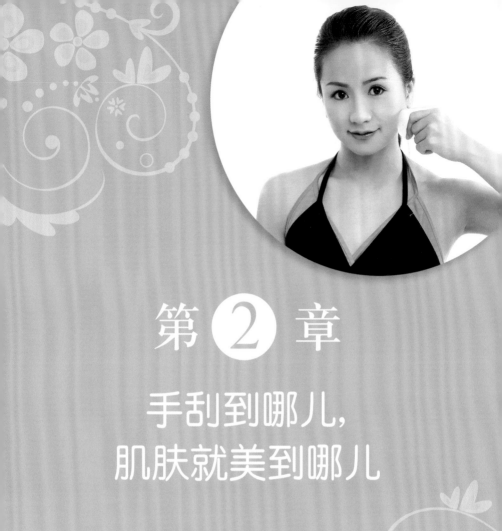

第2章

手刮到哪儿，
肌肤就美到哪儿

01　皮肤干燥

皮肤干巴巴的，有时还会发痒，甚至脱皮，这些因干燥导致的皮肤问题成了大多数女性的噩梦。那么到底是什么让肌肤变得如此干燥？又该如何拯救干燥的肌肤呢？不妨看看下面的内容吧。

导致肌肤干燥的元凶

年龄因素。随着年龄的增长，人体皮肤的细胞会逐渐老化，细胞的保水能力就会下降，从而导致肌肤呈现干燥的现象。另外，随着女性进入更年期后，女性体内的雌性激素分泌减少，这也会导致肌肤干燥。

天气干燥、寒冷。当气温下降时，人体的皮脂腺分泌就会减少，加上干冷的气候也会使肌肤容易缺水，因此就会导致肌肤粗糙、干燥。

用电脑时间过久。电脑族大多工作压力大，可能导致人体内分泌系统紊乱，出现身心功能失调，导致皮肤干燥。再加上长时间坐在电脑前，电脑辐射会造成肌肤出油，打破皮肤的水油平衡，进而导致肌肤缺水干燥。

长期呆在空调环境中。大多数白领每天都在空调环境下工作，而长期呆在空调环境中会导致体内的水分流失，久而久之就会造成皮肤干燥、脸色晦暗。如果每天化妆，并不停地补妆，更是会让皮肤里的水分越来越少。

长期用热水洗脸。热水的高温易使皮肤的油脂流失掉，使肌肤干燥、紧绷甚至发痒。

紫外线照射。紫外线会造成人体水分的流失，导致皮肤干燥、起皱，同时皮肤对紫外线的防御能力也会下降。

清洁产品选择不当。人体皮脂膜的酸碱度呈弱酸性，如果长期使用碱性重的肥皂会造成肌肤干燥、粗糙，并逐渐失去弹性。

熬夜、睡眠不足。长期熬夜势必影响睡眠，而睡眠不足会影响人体的新陈代谢，使血液循环变差，从而使肌肤失去弹性与活力，导致肌肤干燥、粗糙。

肌肤干燥小测试

如果你的肌肤出现以下任何一种状况，那你该给肌肤进行补水急救了。

◎洗完脸1小时左右仍感到肌肤紧绷，用手掌轻触时没有湿润感。

◎面部有红斑，并伴有口鼻周围皮肤脱落现象，刺痒难受。

◎洗过澡后皮肤发痒，尤其是肋下、四肢及后背。

◎身体皮肤经常干巴巴的，有的部位还会脱皮。

特效穴位

印堂穴、攒竹穴、丝竹空穴、颊车穴、大迎穴、迎香穴、承浆穴。

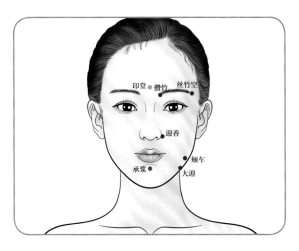

操作方法

1. 用温水洁面，彻底清洁肌肤后涂抹护肤乳液。

2. 将适合自己的芳香精油或者其他刮痧介质均匀涂抹到脸上。

3. 沿印堂穴开始，刮拭攒竹穴到丝竹空穴，呈弧形刮拭双眉，反复操作8~10次，以无痛感为宜。

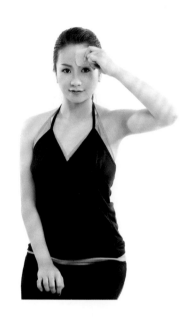

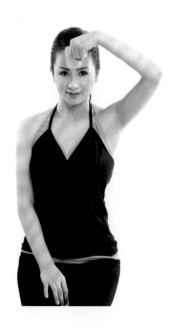

4. 从印堂穴向上刮至发际。

5. 从下颚两旁的大迎穴沿颊车穴刮至耳下，不仅能活化肌肤细胞，还能紧致肌肤。

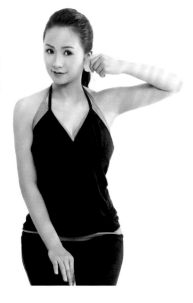

6. 刮拭鼻翼两侧的迎香穴。

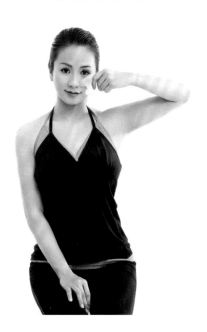

7. 刮拭承浆穴。

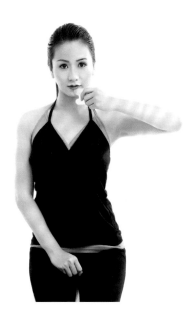

刮痧小秘籍

◎由于肌肤本身就干燥缺水，而刮痧时还会消耗掉体内很多水分，因此刮痧后一定要喝一杯热水，这样不但能补充消耗掉的水分，还能促进人体的新陈代谢，加速代谢产物的排出，并为肌肤补充水分。

◎面部刮痧后不要马上就洗澡，要等到毛孔闭合后再洗，一般应在刮痧3小时后。另外洗澡时毛孔会微微张开，这时刮痧不但省时，效果还更好。

效果加倍另有招

肌肤干燥时的护理小窍门

肌肤干燥如果护理不及时，就可能出现细纹，从而导致肌肤老化。下面这些小窍门可以帮你急救干燥的肌肤，让肌肤立刻恢复水嫩、光滑。

1. 用温和型洁面乳清洁肌肤。

2. 定期使用补水面膜。

3. 富含保养成分的化妆水能让肌肤喝饱水。

4. 适当使用具有抗老化功能的精华液。

5. 适当使用乳液、面霜，保持肌肤水油平衡。

02 面色晦暗

想改善面色晦暗的状况并不难，但也不是光凭借美白护理就可以实现的，这是因为面色晦暗不仅仅是表面现象，也是肌肤内部出现问题的一种反映，只有从根本上改善皮肤问题，才能彻底赶走晦暗。

导致面色晦暗的六大因素

作息不正常。熬夜及睡眠不足都会妨碍人体的新陈代谢功能，从而使老化角质层增厚，导致肌肤失去透明感而变得暗沉无光。

紫外线照射。太阳中的紫外线会破坏皮肤的真皮层，使胶原纤维及弹力纤维受到损害，导致肌肤整体失去晶莹剔透感，进而表现为晦暗。

清洁不彻底。日常清洁工作做得不彻底，尤其是化妆后，粉底会和皮脂、灰尘混杂形成污垢，造成肌肤氧化变质，这样就会使得污垢残留在脸上而造成面色暗沉。

压力过大。压力过大时，人体会处于紧张状态，血管就会收缩，从而造成血液循环不良，导致肤色晦暗。

雌激素分泌不足。随着年龄的增长，人体内的雌激素分泌水平就会下降，这会造成表皮层及真皮层的厚度变薄，直接影响肌肤细胞的弹性，导致肌肤出现松弛、暗沉的现象。

吸烟。吸烟会导致血液循环恶化，使肌肤处于缺氧状态，进而导致脸色灰暗，如果处在二手烟的环境中还会弄脏毛孔。

特效穴位

印堂穴、迎香穴、阳白穴、承浆穴、人中穴、下关穴。

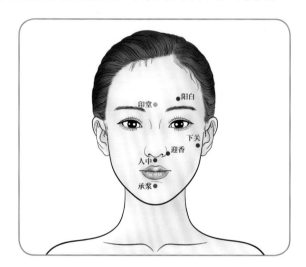

操作方法

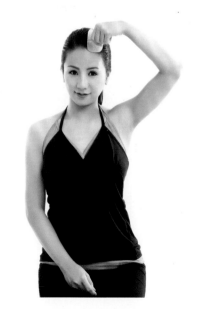

1. 彻底清洁脸部，然后以滋润乳液护理皮肤，也可涂上刮痧介质。

2. 从下而上刮拭额头部位，即从印堂穴、阳白穴分别刮到发际。

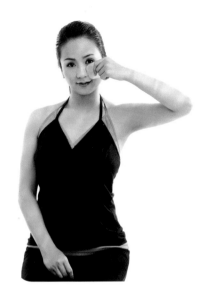

3. 以鼻子为中心点，从鼻翼迎香穴向下关穴方向横向刮拭两颊。

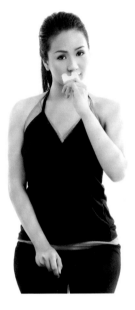

4. 刮拭人中穴。人中穴是子宫、卵巢的反射点，刮拭此处可刺激雌激素的分泌，从而改善面色暗沉的现象。

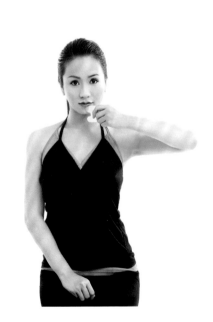

5. 以下巴中间承浆穴为中心点，往左右两边单方向横向刮拭下巴。

> **刮痧小秘籍**
>
> ◎刮痧前，一定要在脸上先涂上刮痧介质，如乳液、面霜、精油之类较滋润的保养品，以起到润滑作用，防止刮伤面部皮肤。
>
> ◎刮痧板的力道应往下沉，而不能浮在表面。

效果加倍另有招

巧用去角质面膜驱走暗沉

角质是导致面色暗沉的元凶之一，若想提亮肤色，去除老废角质势在必行。需要注意的是，当皮肤处于敏感状态、有痘痘或伤口未愈合时，不能用任何方式去角质。去角质之后，应立刻敷上保湿面膜或营养面膜，因为这时候皮肤的吸收力最强，及时修护肌肤。

咖啡蜂蜜去角质面膜

咖啡中的咖啡因及矿物质具有去除暗沉及活化肌肤的作用，可有效去除肌肤角质，促进血液循环，使肌肤回复光滑、柔嫩，防止肌肤松弛，对改善黑眼圈也有不错的作用。

材料：咖啡粉3小匙，蜂蜜3小匙，橄榄油2小匙。

做法：1. 将橄榄油和蜂蜜搅拌均匀。

　　　2. 再将橄榄油、蜂蜜、咖啡粉混合均匀即可。

用法：洗净脸后，将面膜均匀地涂抹在脸上，避开眼唇部肌肤，轻轻按摩。5分钟后，用清水洗净即可。每周使用一次。

贴心提醒

　　1. 此面膜不建议在睡前使用，以免皮肤吸收咖啡因而导致失眠，使暗沉现象恶化。

　　2. 敏感性肌肤慎用。

玫瑰黄瓜清洁面膜

　　玫瑰花具有活血、抑制黑色素、滋润皮肤的作用，还能使脸部肌肤细致、白嫩。小黄瓜具有去角质、消炎、平衡油脂分泌及镇定肌肤的作用，能活化肌肤，令细胞再生。此面膜能滋养肌肤，使肌肤透明、细致。

　　材料：玫瑰花瓣30~50片，小黄瓜1小段，面粉1大匙。

　　做法：1. 将玫瑰花瓣浸入热水中约1小时成玫瑰花水。

　　　　　2. 小黄瓜洗净，放入搅拌机中搅成泥状。

　　　　　3. 将小黄瓜泥和面粉一起放入面膜碗中，加入适量玫瑰花水搅拌均匀即可。

　　用法：洗净脸后，将调好的面膜均匀地涂在脸上，约15分钟后，用清水洗净即可。

贴心提醒

　　1. 用此面膜敷脸时最好配合按摩面部穴位，这样效果更明显。

　　2. 使用此面膜时，建议饮用玫瑰花茶，以调经补血、改善内分泌失调，通过内调外敷改善暗沉的肌肤。

03 皱纹

皱纹是指皮肤表面因收缩而形成的一凸一凹的条纹，是皮肤老化的最初征兆。25岁以后，皮肤逐渐开始老化。皱纹出现的顺序一般是前额、上下眼睑、眼外眦、耳前区、颊、颈部、下颌、口周。

细数皱纹的成因

水分不足。皮肤的含水量若低于10％，皮肤就会呈现干燥状态，如果长时间水分不足，就会出现皱纹。

长期紫外线照射。阳光中的紫外线会使皮肤变干变薄，失去弹性，逐渐变得松弛，从而引发皱纹产生。

化妆品使用不当。适当使用化妆品可以起到遮瑕的作用，而如果化妆品使用不当，则会破坏皮肤的质地，如过多扑粉会使面部出现细密的小皱纹等。

精神因素。如果长期处于闷闷不乐、急躁等状况下，面部表情就会表现为愁苦、紧张，这种表情牵动表情肌就会产生纵向或横向的皱纹。

用热水洗脸。洗脸水在30℃左右最合适，如果水温过高，皮脂和水分就会被热气所吸收，时间长了脸部就会逐渐产生皱纹。

长期睡眠不足。长期睡眠不足会影响皮肤的调节功能，致使面色憔悴，肌肤容易衰老起皱。

营养状况不佳。如果营养状况不佳，就会致使皮肤肌肉组织营养不良，导致皮肤松弛，易生皱纹。

特效穴位

阳白穴、印堂穴、攒竹穴、太阳穴、迎香穴、地仓穴。

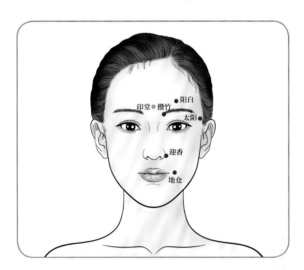

操作方法

1. 洗完脸后涂上一层按摩霜或精油。

2. 用刮痧板圆钝处从眉上阳白穴轻轻刮至发际，以预防抬头纹的生成。

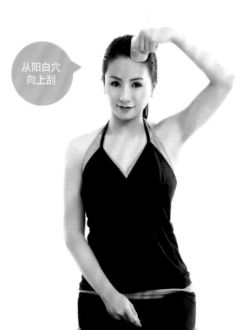

从阳白穴向上刮

3. 从印堂穴开始，沿攒竹穴刮至太阳穴，即从眉头刮至眉尾后部。

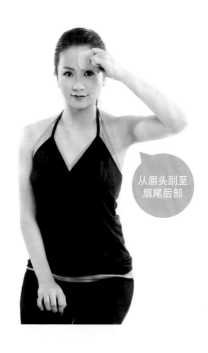

从眉头刮至眉尾后部

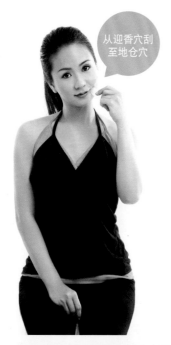

从迎香穴刮至地仓穴

4. 从鼻翼的迎香穴沿弧线刮至嘴角的地仓穴。

5. 刮痧完毕后敷上具有补水保湿作用的眼膜、面膜，15分钟后去掉面膜，清洁脸部，并进行后续保养程序。

刮痧小秘籍

◎脸部刮痧与身体部位的刮痧不同，力道要轻。

◎应用刮痧板的钝圆处来刮，切不可用尖锐的部分刮，以免刮伤皮肤。

◎刮拭完后，脸上不应出现淤青。

效果加倍另有招

巧用矿泉水淡化细纹

矿泉水不仅能为肌肤补充水分，其中所含的矿物质还能营养肌肤，增加肌肤活性，延缓并淡化皱纹，增加肌肤弹性。

矿泉水银耳珍珠眼霜

这款自制眼霜能有效抗老化，延缓衰老，促进眼周血液循环，保湿肌肤，预防皱纹的产生。

材料：银耳、珍珠粉各适量，矿泉水少许。

做法：1. 将泡发的银耳放入锅中，加入少量矿泉水，以小火慢煮至熬成浓汁。

2. 放入珍珠粉，搅拌均匀，待冷却后装入瓶中，放入冰箱内冷藏。

用法：洁面后，每次取4滴本品涂于眼角和眼周，从眉心开始围绕眼睛涂抹按摩。

矿泉水海藻露

海藻粉能使粗糙的皮肤变得光滑、细腻，还能供给水分，延缓皱纹产生。每周做2次。

材料：海藻粉1/3小匙，甘油1小匙，矿泉水适量。

做法：将海藻粉和甘油放入适量矿泉水中搅拌均匀即可。

用法：洁面后，用化妆棉蘸取本品后敷在面部。20分钟后，用温水洗净，并涂上面霜。

04 毛孔粗大

25岁以后，肌肤问题层出不穷，而油脂分泌旺盛、毛孔清洁不好等会引起毛孔粗大。

揭示毛孔变大的真相

皮肤老化

随着年龄的增长，皮肤的代谢变得缓慢，皮肤中的胶原蛋白、弹性蛋白等生成减少，肌肤慢慢失去弹性，毛孔变得粗大。

缺乏水分

皮肤细胞缺水就会变得老化，水分流失的速度也会加快，如果不及时补水，随着皮肤的干燥，毛孔也会日益显现。

角质去除不彻底

如果角质去除不彻底，就会导致老废角质堵塞毛孔，毛孔会被渐渐撑大，引发毛孔粗大、肤质不均。同时，肌肤也会因为缺水而变得暗沉、干燥，这样就会加速刺激油脂的分泌，毛孔也会再度变大。

皮肤过油

油性皮肤的女性毛孔本身就比其他肤质的女性粗大，而其他肤质也会因压力和环境因素而刺激油脂异常分泌，尤其是25~30岁之间的女性，即使不是油性皮肤，也会经常油光满面。而肌肤为了通过毛孔排出更多的油脂，就会导致毛孔变得粗大。

毛孔状态测试——你的毛孔需要激活吗

测试内容

1. 不管任何季节，T区总是油油的。
2. 每次用柔肤水时，手中总会剩余一些没被脸部皮肤完全吸收。
3. 只用洁面乳类的洁面产品清洁肌肤，从不用卸妆油。
4. 洗澡时，只用淋浴，从不泡澡，也从不做皮肤按摩护理。
5. 洗过澡后，照镜子发现鼻翼的毛孔呈纵长状，方向朝下。
6. 喜欢待在空调或有暖气的恒温环境中。
7. 睡眠过程中，脸上很容易压出印记，而且需要很久印记才能消除。
8. 向斜上方拉伸颧骨，毛孔就变得不太明显了。
9. 自我感觉状态不错时却经常被人问累不累。

测试结果

在以上的9个选项中，每项都是1分。

3~4分：你的毛孔有些疲惫了，但不严重，处于初级倦怠阶段。

5分以上：你的毛孔十分倦怠，你应该立刻行动起来，采取各种有效措施激活毛孔。

特效穴位

迎香穴、承浆穴、颊车穴、颧髎穴、四白穴、地仓穴。

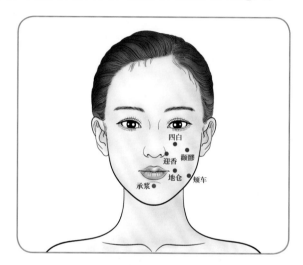

操作方法

1. 在肌肤彻底清洁后，涂上刮痧介质。

2. 用刮痧板的圆钝处从迎香穴沿弧线刮至地仓穴。

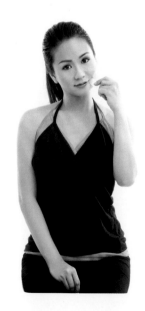

3. 从颧髎穴刮至颊车穴，以提拉肌肤，使毛孔变得紧致。

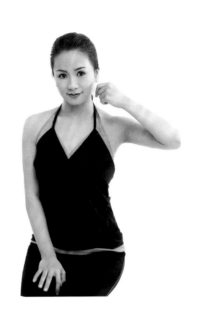

4. 以鼻子为中心，从鼻侧迎香穴刮至四白穴。

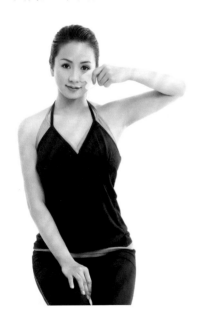

5. 横向刮拭承浆穴。

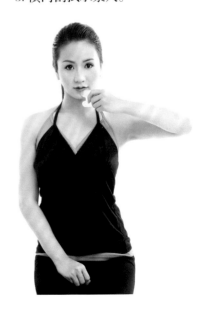

刮痧小秘籍

◎刮痧时，每个部位轻柔地刮3~5次即可。

效果加倍另有招

护理毛孔有妙招

刺激淋巴。淋浴是疏通淋巴、净化毛孔的绝佳时机。淋浴时，从距离心脏较远的部位开始朝心脏的方向冲洗，并有意识地刺激身体淋巴结的位置，如腮下、腋下、大腿根内侧等。冲洗腹部时，可以按顺时针方向转圈。

冰镇毛孔。清晨洗完脸后，将一块大小适宜的冰块用毛巾包起来并拧紧，然后轻轻按在脸上毛孔粗大处至少1分钟。

用绿茶敷脸。将泡开后的绿茶放凉，洗净手后，用手指蘸取茶水轻拍毛孔粗大的区域，可以有效收缩毛孔；也可将绿茶直接冲泡在脸盆里，放凉后用绿茶水直接洗脸，收缩毛孔的效果更明显。注意，隔夜的绿茶可能会残留有害物质，因此不可使用。

05 雀斑

雀斑是指眼睛周围到脸颊附近约有半个米粒大小的淡褐色或褐色的色素斑点，其中会有少数暗褐色的斑点混在一起。雀斑主要是由于皮肤表皮基底层的黑色素细胞生成的黑色素过多所致。当然，雀斑的形成还受其他一些因素的影响。

雀斑形成的主要原因

遗传因素

由遗传基因引起的雀斑分为显性斑和隐性斑两种，显性斑大约在6~12岁时开始形成，18岁左右达到高峰；而隐性斑则大多在妊娠反应后出现，女性怀孕后，内分泌会有很大变化，从而刺激隐性雀斑显现出来。

太阳暴晒

太阳中的紫外线会损伤皮肤细胞正常的新陈代谢功能，使黑色素无法顺利排出而残留在皮肤上，甚至沉积在真皮层中。因此，过度晒太阳会加重雀斑。

淡化雀斑的注意事项

◎避免长时间在太阳下暴晒。

◎防止各种电离辐射，如各种玻壳显示屏、荧光灯、X光机、紫外线照射仪等。

　　◎多食用富含维生素C和维生素E的新鲜蔬菜及水果。

　　◎避免食用刺激性的食物，如咖啡、可乐、浓茶、香烟、酒等。

　　◎食用光敏性药物及食物后不宜马上晒太阳。

　　◎保持良好的情绪及舒畅愉快的心情，避免忧思、抑郁的精神状态。

　　◎切忌随便使用药物点涂，尤其应禁止使用含有激素、铅、汞等有害物质的"速效去斑霜"，此类产品副作用太大，严重时可能会损伤肌肤。

　　◎避免熬夜，注意休息，保证充足的睡眠。

　　◎慎用各种会造成创伤的治疗，如激光、冷冻、电离子、强酸强碱等腐蚀性的治疗措施，以免损伤肌肤。

特效穴位

　　印堂穴、迎香穴、颧髎穴、四白穴、颊车穴、地仓穴。

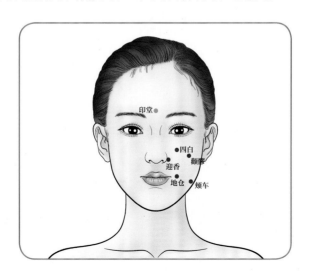

操作方法

1. 洗净脸后，涂上刮痧介质。

2. 取坐位或仰卧位，刮拭印堂穴。

3. 从迎香穴开始，刮至颧髎穴。

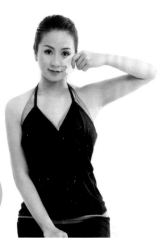

从迎香穴刮至颧髎穴

4. 点压四白穴，并反复刮拭10~20次。

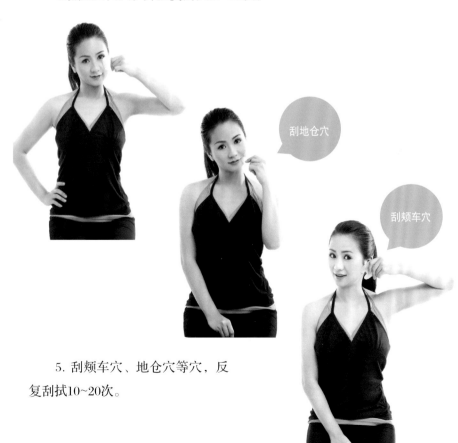

刮地仓穴

刮颊车穴

5. 刮颊车穴、地仓穴等穴，反复刮拭10~20次。

刮痧小秘籍

◎对单独穴位进行刮痧时，可采用点压、按揉的方法，以增强刺激力度。

◎每次刮拭的时间以10~15分钟为宜，初次刮痧时间不宜过长，手法不宜太重。一般间隔5~7日刮拭一次即可。

效果加倍另有招

去雀斑小偏方

蒲公英花水

材料：蒲公英花适量。

做法：取适量蒲公英花，倒入一杯开水，冷却后过滤，取汁备用。

用法：洗净脸后，将蒲公英花水擦涂在脸部即可。

冬瓜藤水

材料：冬瓜藤适量。

做法：用冬瓜藤熬水，待放凉即可。

用法：洗净脸后，用此水来擦脸，可使皮肤滋润、消除雀斑。

茯苓蜂蜜去斑膏

材料：白茯苓、蜂蜜各适量。

做法：将白茯苓研成细末，用蜂蜜调成膏状。

用法：每晚洗净脸后，用此膏敷面，第二天清晨洗去即可。

06 肌肤松弛

　　肌肤松弛是衰老的开始，更是女性的护肤噩梦。随着年龄的增长，肌肤中富有弹性的胶原蛋白逐渐减少，肌肤的弹性也越来越差，久而久之就变得松弛了。

测试一下，你的肌肤松弛了吗

　　以下测试需在自然光线下进行，测试时仔细观察自己脸部的正面与侧面，然后选择符合自己情况的选项。

测试内容

1. 眼角开始下垂。
2. 太阳穴附近的肌肤显得不如以前饱满，有些凹进去。
3. 脸部的轮廓不像以前那么柔和了。
4. 从内眼角到鼻翼两侧的肌肤凹陷下去，面部轮廓更分明了。
5. 化妆时，眼线和睫毛膏容易粘在下眼睑上。
6. 用睫毛夹时，眼皮容易被提上去。
7. 在刷上睫毛膏后，下眼睑显得很厚重。
8. 在没有黑眼圈的情况下，也感觉下眼睑处有阴影。
9. 整个脸形轮廓向五边形发展。
10. 洗净脸后照镜子，发现两颊的毛孔变得明显并呈椭圆形。
11. 现在的脸形不再适合梳直发。

12. 出现了双下巴。

13. 如果不画唇线，就感觉唇部轮廓不明显。

14. 不再适合戴吊坠耳环。

15. 即使是在表情平和的情况下，嘴角也总是显出一副不满意的样子。

16. 虽然体重没有下降，但别人都说自己脸瘦了。

17. 夜里睡觉时，脸上很容易压出印，而且很难消退。

18. 不再适合穿高领的衣服，总觉得抵着下颌。

19. 身边的人告诉你，从侧面看，脸部不像原来那样紧致了。

20. 有时候看到镜子里自己松垮的脸时会大吃一惊。

测试结果

选择0~3个：松弛度1级。此时，你很难从正面观察到肌肤的松弛，你的肌肤属于健康的成熟肌肤，但也不要掉以轻心。

选择4~9个：松弛度2级。面部的轮廓在逐渐发生变化，但还不易察觉。如果有一天你发现脸部轮廓变得分明了，那么就说明你的肌肤开始松弛了。

选择10~14个：松弛度3级。这一松弛度的女性，上眼睑的皮肤先开始松弛，有时单眼皮还会变成双眼皮。然后下眼睑的肌肤也会变得松弛，出现与眼睑呈同心圆状分布的皱纹。眼角边的阴影也开始变得明显。另外，下垂的嘴角与下颌间也出现了阴影。这些都说明，你的肌肤松弛情况已经比较严重了。

选择15个以上：松弛度4级。这个松弛度往往是年龄的增长所致，此时的你可能整个面部轮廓都变得凹凸不平，即使脸部不胖，也会出现明显的双下巴。建议此时要注意皮肤的日常保养，再配合一些按摩、刮痧等方面的保养方法，让肌肤松弛问题不要变得更加严重。

特效穴位

阳白穴、承泣穴、巨髎穴、地仓穴、大迎穴、翳风穴。

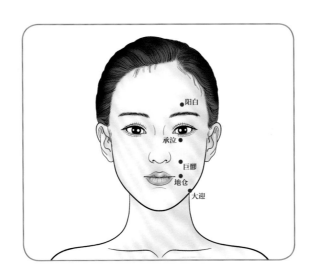

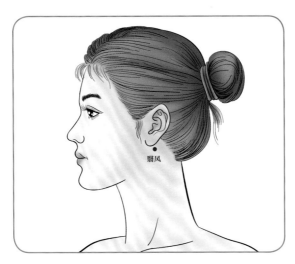

操作方法

1. 洗净脸后，先在脸上擦点润肤乳或其他刮痧介质。

2. 从前额正中开始由内向外横向刮拭额头，刮到阳白穴。

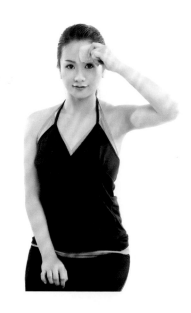

3. 从眼下由内向外刮拭，重点刮拭承泣穴，注意力度要轻一些，以不感觉疼痛为度。

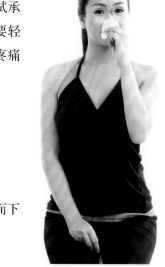

4. 从两眉中间自上而下刮拭到鼻尖。

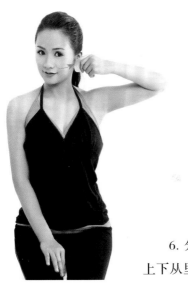

5. 从鼻侧巨髎穴横向刮拭脸颊到耳朵旁边。

6. 分别在口部上下从里向外刮拭口周皮肤，刮至嘴角的地仓穴。

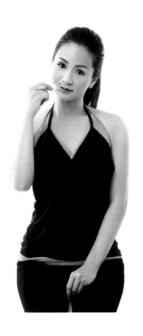

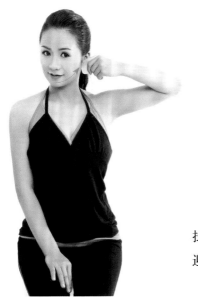

7. 从下巴中间由下而上刮拭到两旁的耳垂，重点刮拭大迎穴、翳风穴。

刮痧小秘籍

◎养颜刮痧可以在晚上临睡前进行，每周2~3次。

◎女性经期应禁止刮痧。

◎刮痧后的部位1小时内不要接触凉水，并注意避风。

◎面部刮痧后4小时内不要化彩妆。

◎敏感性皮肤刚开始刮痧时，力度一定要偏轻，也可垫一层绸布再刮。

效果加倍另有招

改善肌肤松弛的按摩法

洗净手、脸后，先在脸上擦点润肤乳，然后一只手提起眼尾的肌肤，另一只手用浸湿的海绵沿着眼尾到内侧眼角的方向轻轻按摩肌肤，按摩时眼睛要自然向下看。

对抗肌肤松弛的食疗方

胶原蛋白掌管肌肤的弹性。防止肌肤松弛、衰老，最有效的方法就是为肌肤补充胶原蛋白。富含胶原蛋白的食物有猪蹄、鸡爪、海参等。食用前应先将食物煮烂，冰冻后再去除上层的油脂和杂质，最后食用凝固后的凝胶质。

蛋白质让肌肤饱满、有弹性。摄入充足的蛋白质，能促进皮肤细胞的生成，从而预防肌肤凹陷、松弛，富含蛋白质的食物有肉类及大豆制品等。

核酸——延缓衰老的重要物质。核酸在蛋白质的合成中起着重要作用，它能延缓皮肤老化，预防肌肤松弛。随着年龄的增长，人体合成核酸的能力也会减弱，因此需要从食物中摄取，富含核酸的食物有鱼、虾、牡蛎、猪肝、蜂蜜、蘑菇、银耳等。

很多白领都有这样的经历：熬夜后次日清晨起床，一照镜子，发现自己脸上有一对明显的熊猫眼。于是，又是冰敷，又是用眼膜，各种方法用尽了，还是不见效果。那么，黑眼圈是怎样形成的？有什么方法能预防、消除黑眼圈呢？

形成黑眼圈的原因

遗传因素

如果眼轮匝肌先天性较肥厚，或是眼部皮肤的色素比邻近部位的皮肤色素深暗而量多，眼部周围就很容易显现出暗灰色。

长期使用化妆品所致

经常使用深色化妆品的女性要注意了，这些深色化妆品的微粒不知不觉就可能渗透到眼部皮肤内。久而久之，就会呈现出黑眼圈。

过度疲劳

如果过度疲劳又得不到充足的休息，就会引起眼轮匝肌及眼睑皮肤的静脉血流淤阻。而静脉血的颜色较暗，因此眼皮就会呈现暗灰色。

眼周静脉曲张

眼窝和眼睑如果出现静脉曲张，或者眼睑长期水肿，就会引起静脉血淤阻，进而产生黑眼圈。

房事过度

房事过度可能会导致肾亏，而肾的黑色浮于上，因此眼圈发黑。

眼周外伤

眼窝、眼睑如果受到挫伤，就会引起皮下出血，从而形成黑眼圈。

消除黑眼圈的注意事项

要从根本上消除黑眼圈，一定要从生活中的细节做起。

◎要保证充足的睡眠时间及良好的睡眠质量，此外还要采取正确的睡姿。

◎如果你经常化妆，那么卸妆时一定要干净彻底。

◎养成良好的饮食习惯，饮食应清淡，避免食用一些刺激性较大的食物，如辣椒、大蒜等。

◎远离烟酒。

◎如果黑眼圈是慢性疾病引起的，一定要及时治疗，并注意补充营养，尤其是维生素C等。

特效穴位

睛明穴、鱼腰穴、承泣穴、攒竹穴、丝竹空穴、瞳子髎穴。

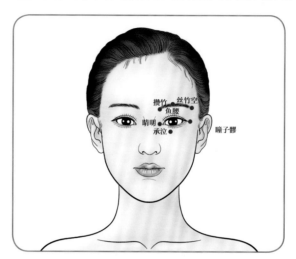

操作方法

1. 彻底清洁脸部，化妆的美女要彻底卸妆。

2. 在眼部均匀涂抹精油或其他刮痧介质。

3. 用刮痧板从眉头的攒竹穴一直刮到眉尾，再延伸到瞳子髎穴，重点刮拭攒竹穴、鱼腰穴、丝竹空穴、瞳子髎穴等穴，力度不宜太重，以不感到疼痛为宜。

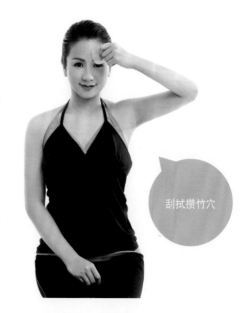

刮拭攒竹穴

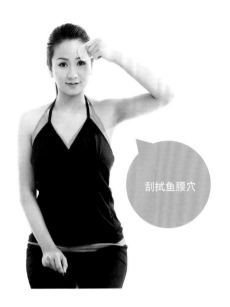

刮拭鱼腰穴

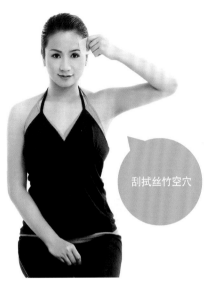

刮拭丝竹空穴

4. 用刮痧板点压内眼角旁边的睛明穴。

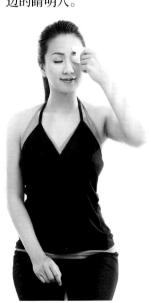

5. 从内眼角沿着下眼眶一直刮到外眼角，重点刮拭承泣穴。

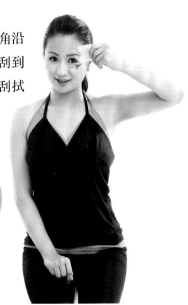

从内眼角往外眼角刮下眼眶

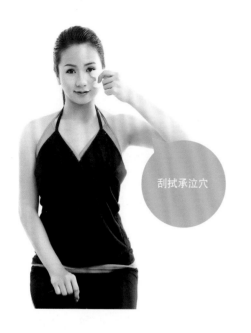

刮拭承泣穴

刮痧小秘籍

◎刮痧完毕，为了舒缓眼部肌肤，最好敷一会儿眼膜，这样效果会更好。

效果加倍另有招

消除黑眼圈的小偏方

莲藕马蹄渣敷眼法

马蹄、莲藕分别洗净，去皮切碎，一起放入榨汁机中，再加2杯水搅打成渣。取渣，用消过毒的纱布包好，然后敷眼10分钟。如果同时饮用滤取的汁液，双管齐下，效果更好。建议临睡前敷眼，以预防次日出现黑眼圈。

土豆片敷眼法

土豆洗净，去皮，切成约2厘米的厚片。取仰卧位，闭上双眼，将土豆片敷在眼上，约5分钟后，再用清水洗净。建议晚上临睡前使用，更有助于消除眼睛疲累。

大多数女性到了25~30岁之间就会生出眼袋。而由于生活压力增大，许多人在25岁之前便出现眼袋了。有的人认为自己眼袋不算太明显，不着急去除，这种观念是错误的，因为眼袋一旦不及时去除，可能会导致眼睑皮肤松弛等后果。

预防眼袋的注意事项

◎洗脸时，最好用海绵抹洗眼睛周围的皮肤，避免用粗糙的毛巾。

◎早晚都要涂眼霜，并要充分按摩至吸收。早上可用有紧肤效果的眼霜，晚上则可使用具有补水保湿效果的滋润性眼霜。

◎戴隐形眼镜时，不要拉下眼皮。如果想很快戴上镜片，可轻轻拉高上眼皮。

◎改掉经常用手揉眼、眯眼、眨眼的坏习惯。

◎阳光强烈的时候，出门要戴上太阳镜。

◎眼睛周围的皮肤极薄，也很脆弱，化妆和卸妆的动作一定要轻柔，切忌用力拉扯皮肤。

◎画下眼线时，以不拉动眼皮为原则。若想避免画错位置，可以用干粉扑轻按在脸上来稳定手的位置。

◎每天要多喝水，尤其是早上起床时，晚上则不应喝太多水。

◎避免无节制地减肥、节食，以免导致营养不良或体重突然下降，人体内的脂肪量迅速改变会影响皮肤弹性。

特效穴位

太阳穴、睛明穴、承泣穴、攒竹穴、足三里穴、阴陵泉穴。

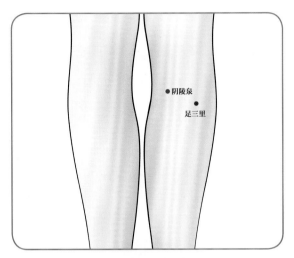

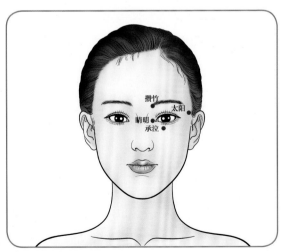

操作方法

1. 洁面后，涂抹适量眼霜，用刮痧板的尖端依次按压眉头、眉中、眉尾，反复10次。

2. 用刮痧板的尖端按压下眼睑眼头、眼中、眼尾，反复10次，以眼球稍有压迫感为宜。

3. 用刮痧板的尖端按压睛明穴。

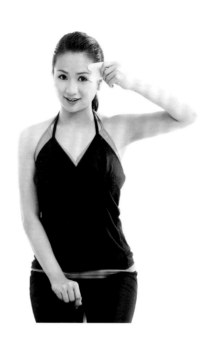

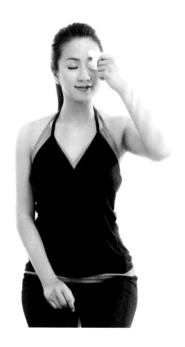

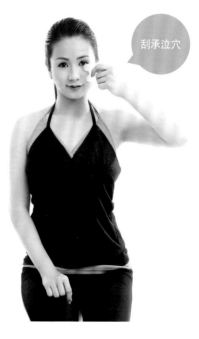

刮承泣穴

4. 用刮痧板在下眼睑下从内眼角刮拭至外眼角，重点刮拭承泣穴。

5. 用刮痧板刮拭太阳穴，用力要稍轻，每次1分钟。

6. 在小腿上涂抹刮痧介质，刮足三里穴和阴陵泉穴。

刮痧小秘籍

◎刮痧时，力量要适中，动作要连贯，不牵拉皮肤。眼周刮痧时受术者要闭眼，防止刮痧介质进入眼睛。

◎应避开有青春痘、发炎、皮肤受损时进行面部刮痧。

◎刮拭小腿内侧时，应避免刮到胫骨内侧，以免

效果加倍另有招

速效去除眼袋的按摩法

1. 擦上眼霜后，眼睛往上看，用无名指指腹快速拍打眼睛下部，约拍打20次。

2. 用中指和无名指指腹由内眼睑向外眼睑移动轻拍，直至太阳穴，并向上提拉，重复3次。

3. 将中指和无名指分开，分别按在眉中与眉尾两侧，顺着眉骨将无名指从内向外移向眉尾，再将无名指与中指并拢向太阳穴方向提拉，重复3次。

4. 用食指与中指横分成V字形，从内眼睑向外眼睑提拉延伸到太阳穴，重复3次。

09 黄褐斑

黄褐斑是常见的发生于面部的色素沉着性皮肤病，男女都会发生，以女性居多。黄褐斑主要分布在眼周、面颊部、颧部、口周等处，又称肝斑，俗称蝴蝶斑。黄褐斑常对称分布，形状不规则，大小不同，颜色深浅不一。

黄褐斑因何而生

导致黄褐斑的原因目前还不十分清楚，但可以肯定的是，黄褐斑的产生与下列因素有密切关系。

生理变化

女性怀孕后，随着体内激素分泌情况的改变，常常在妊娠中期长出黄褐斑。专家认为，这可能与孕妇体内的孕激素和雌激素增多有关。

疾病因素

面部的黄褐斑也有可能是身体内的疾病在面部皮肤上的一种表现。

妇科疾病。如月经失调、痛经、子宫慢性疾病、卵巢囊肿、附件慢性炎症等。

内分泌病变。如人体的甲状腺功能减退、肾上腺皮质功能低下等。

慢性疾病。如慢性肝肾疾病、慢性胃肠疾病、慢性酒精中毒、结核病、恶性肿瘤等，也可能导致黄褐斑的产生。

药物因素

　　长期服用苯妥英钠、甲氰咪胍、安体舒通、乙烯雌酚等药物可诱发黄褐斑。口服避孕药则是引起黄褐斑最为常见的一种情况，服药后约有20%的女性会产生黄褐斑，停药后色斑可能消退，也可能持续存在。

化妆品因素

　　化妆品的某些成分，如水杨酸盐、防腐剂、香料、铅、汞等，都可能引发黄褐斑。

紫外线照射

　　强烈的紫外线照射皮肤后，会刺激皮肤黑色素细胞分裂、增殖，进而产生更多的黑色素颗粒，在皮肤晒黑的同时，也会形成大片的黄褐斑。

精神因素

　　精神创伤、精神负担过重等都可以引起皮肤色素沉着、加深。

特效穴位

四白穴、攒竹穴、鱼腰穴、丝竹空穴、迎香穴。

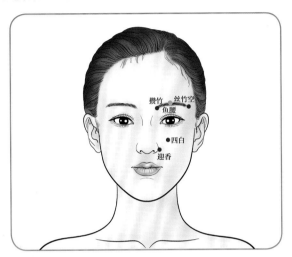

操作方法

1. 洗净脸后用毛巾包裹头发，先轻涂刮痧介质，再用刮痧板对头面部进行刮拭。

2. 从眉头开始，经过鱼腰穴刮至丝竹空穴，手法要轻柔，反复刮拭10~20次。

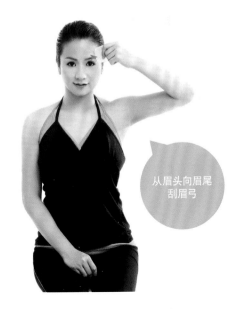

从眉头向眉尾刮眉弓

3. 从内眼角开始沿眼眶骨下缘
刮至眼外眦，左右分刮10~20次，
重点刮压四白穴。

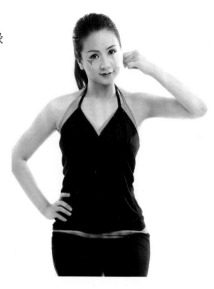

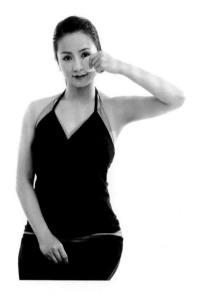

4. 从鼻翼旁迎香穴刮至耳垂前，
重复10~20次，着重按压耳前。

效果加倍另有招

去除黄褐斑的食疗方

山楂橘皮饮

材料：山楂、橘皮、蜂蜜各适量。

做法：山楂、橘皮洗净后放入锅中，加适量水煮，待凉后用纱布滤渣取汁，加入蜂蜜搅拌均匀即可。

　　用法：代茶饮。

三豆消斑饮

　　材料：黄豆、绿豆、红小豆各100克，白糖适量。

　　做法：将黄豆、绿豆、红小豆洗净，泡胀后混合捣汁，加入适量清水煮沸，加白糖调味。

　　用法：饮服，每日3次。

10 颈部皱纹

顾长秀美的颈项总能在恰当的时候展现女性性感的一面。然而，相对于肌肤护理而言，我们平时给予颈部的关爱与呵护则少得可怜，让原本美丽的颈项渐渐变得松弛，皱纹横生。美女们赶快抢在颈部进一步变老前，重拾优雅的天鹅颈吧。

颈部出现皱纹的原因

颈项之所以容易出现皱纹，主要是以下两个原因：

◎颈部皮肤的皮脂腺和汗腺的数量较少，仅为面部的1/3，皮脂分泌少，保水能力比面部皮肤差许多，从而容易导致干燥，造成皱纹悄然滋生。

◎在日常生活和工作中，我们往往有很多不良姿势过多地压迫颈部，如枕过高的枕头睡觉、伏案工作时很少抬头活动活动颈部、用脖子夹着电话听筒煲电话粥、忽视了颈部的防晒等。这些不良习惯都极易加速颈部肌肤的老化。

预防颈纹需要注意的六个事项

◎每天坚持做颈部肌肤的日常保养及颈部按摩。

◎在给脸部肌肤卸妆的同时，也要为颈部肌肤认真卸妆，以防止粉底、化妆品堵塞毛孔。

◎外出时一定要注意颈部防晒，及时在颈部涂抹防晒霜。

◎如果需要长期伏案工作，最好每隔1小时便伸展一下颈部。具体做法是：慢慢将头向后仰，使颈部有拉紧的感觉，保持这个姿势30秒钟。

◎不透气的高领衣物和粗毛围巾等会使颈部毛孔不能呼吸，因此这类衣物不应长期穿着。

◎某些金属材质的项链可能会引起颈部肌肤过敏，从而导致肌肤老化。

特效穴位

风府穴、大椎穴、天柱穴、肩井穴、人迎穴、扶突穴。

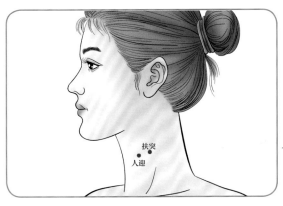

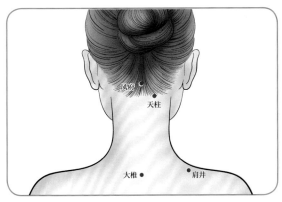

操作方法

1. 充分暴露所要刮拭的部位，并在相应部位涂上刮痧介质。

2. 从后发际中点的风府穴向下一直刮到大椎穴，重点刮风府穴和大椎穴。

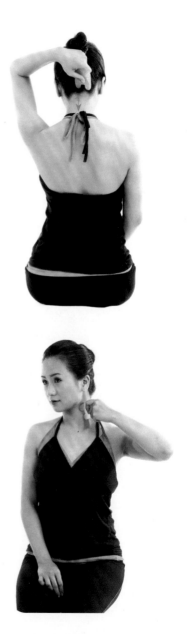

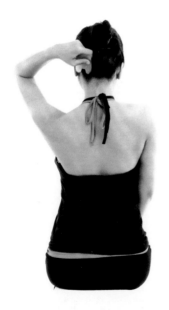

3. 从后发际两个外角上缘的天柱穴分别向左右肩部方向刮拭，重点刮拭天柱穴和肩井穴。

4. 刮拭颈部两侧的人迎穴。

5. 刮拭颈部两侧的扶突穴。

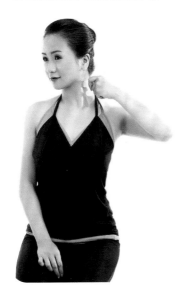

刮痧小秘籍

◎刮痧时应避风，注意保暖。如果室温较低，应尽量减少暴露部位；如果适逢夏季高温，切不可在有对流风处刮痧，以免风邪通过毛孔侵入体内而导致风寒。

有不容易刮到的部位可以请人代劳。

效果加倍另有招

简单易做的美颈操

兜下巴舒颈操

这组动作不仅可以消除双下巴，还能舒展颈部，改善颈椎病。

1. 取坐位或站立，下牙床尽量从下兜着上牙床。

2. 将下巴尽量贴着锁骨，然后再慢慢抬起，每天做15次左右。

毛巾操

这组毛巾操可消除颈部赘肉，舒展颈部线条，延缓颈部出现皱纹，还能促进血液循环。

1. 站立，上半身保持挺直，将毛巾搭在颈后侧，使毛巾两端搭在胸前。

2. 双手分别抓住同侧的毛巾一端，同时将颈部向后仰，10~15次为一组，每次做3组。

(修颈体操)

这套体操不但能舒展颈部皱纹，还能缓解颈部的疲劳和酸痛感。

1. 站立，先将颈部充分地向前弯曲，尽量靠近胸部；再将颈部深深地向后弯曲，并尽量让头部和地面平行。

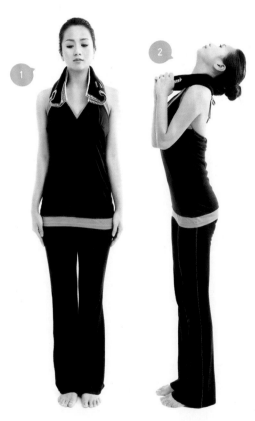

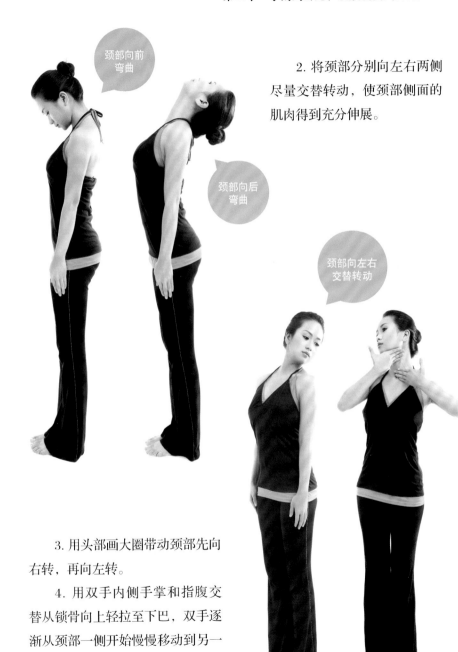

2. 将颈部分别向左右两侧尽量交替转动，使颈部侧面的肌肉得到充分伸展。

3. 用头部画大圈带动颈部先向右转，再向左转。

4. 用双手内侧手掌和指腹交替从锁骨向上轻拉至下巴，双手逐渐从颈部一侧开始慢慢移动到另一侧，重复做6~8次。

11 秀发保养

多彩漂亮的发型是时尚美女们的最爱，但在关注发型、颜色的同时却很少有人能很好地保养自己的发丝。如果长期忽视对头发的养护，就会造成对头发的伤害，头发会逐渐出现干枯、分叉、断裂、失去光泽等让人抓狂的问题。

损伤发丝的因素有哪些

梳理不当造成的伤害

梳发是我们每天必做的一件事，但大家却未必能正确地梳理头发。比如，头发乱了时，过于用力梳理，从而牵拉、摩擦头发；用金属或塑料材质的梳子梳发带来了静电伤害；逆向梳理头发造成毛鳞片脱落，等等。这些不当的梳理方法都会对秀发造成伤害。

吹发、烫发时的高温带来的损伤

高温会导致头发缺水，使头发变得干燥、脆弱、易断裂。

染发带来的化学伤害

染发是一种理化过程，它带来的化学反应会使头发表面及内部结构发生改变，使头发含水量、拉伸强度、弹性及韧性发生变化，最终影响发质的健康。

紫外线带来的损伤

太阳中的紫外线可引起头发黑色素氧化，从而产生退色现象；紫外线还会使角蛋白发生分解，使头发逐渐脆弱、干燥，进而失去韧性、光泽和顺滑的特性。

环境因素导致的损伤

除了我们自身的行为不当导致的头发损伤外，我们生活的环境因素也在时刻改变着健康的发质，如潮湿、城市中的空气污染、游泳池中的化学物质等，都会损伤头发。

年龄因素

与皮肤一样，随着年龄的增长，头发也会逐渐流失自然健康的状态，比如，发丝中的胶质成分会随着年龄增长而慢慢流失，而一旦流失，就很难自行恢复。

保养头发的基本程序

其实，拥有乌黑秀发的保养程序非常简单，即使你的头发已经遭受损伤，但只要遵守下面的保养步骤，就可以逐渐找回头发的健康。

1. 洗发前采取正确的方法梳理头发。每次洗发之前，花点时间将头发先梳一梳，并将打结的部分轻轻梳开。

2. 正确地洗护头发。洗护头发时，必须照顾到头皮和发根，因为这两个地方关系到头发健康。洗发时，可以用手指按压头皮，能促进头部的血液循环，使头皮、头发更健康。

3. 洗完后的护理。洗完头发后，先用毛巾以轻压的方式将湿头发擦干，再用梳子梳顺，最后用吹风机吹干。吹头发时应尽量缩短时间，还要保持吹风机与头发之间的距离，以免吹风机的高温伤害发质。

　　4. 对严重受损发质的护理。如果你的头发受损比较严重，那么可以在头发的表面抹上防止分叉或能补充水分、油分的护发剂，以维护头发的健康。

特效穴位

　　百会穴、头维穴。

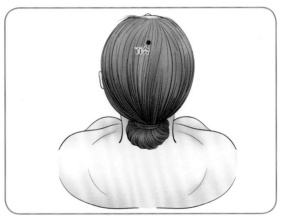

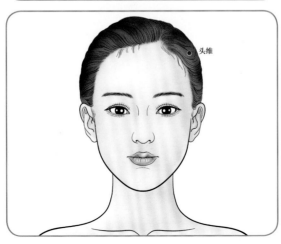

操作方法

1. 将刮痧板放在头维穴处，用刮痧板凸起面的边缘用力从前向后下方刮至耳后的发际处。

2. 以百会穴为界，将头顶部位分为前后两部分。先从头顶刮至前额发际处，从左向右依次刮拭；再从头顶刮至后颈的发际处，从左至右依次刮拭。如果想加强刮痧的效果，可以将以上部位用刮痧板的角部依次刮拭。

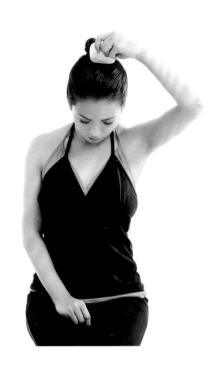

刮痧小秘籍

◎在进行头部刮痧的同时，最好边刮边寻找疼痛的部位，对于经脉气滞血淤的部位要重点刮拭，以增强保健效果。

◎当头皮有毛囊炎、疖肿时，应避免刮拭这些部位。

◎由于头部刮痧会促进脑部的血液循环，增强神经的兴奋性，以致不容易入睡，因此神经衰弱者最好选择在白天进行头部刮痧，而不要在睡前刮。

效果加倍另有招

1分钟居家头皮 SPA 按摩操

1. 取适量头部按摩膏，分数次涂满头发。

2. 从两侧的太阳穴开始，用大拇指沿着发际线向上按摩，以刺激发际处的穴位。按摩到头顶时，再从头顶向左右两侧按摩。

3. 用双手指腹从前额发际开始向后颈慢慢按摩。

4. 用指尖轻捏头部两侧，并轻轻敲打按压。

5. 双手将头发并拢，像扎马尾辫一样向上拽头发，然后再慢慢放下。

保持秀发乌黑浓密的小妙方

啤酒洗发法

用啤酒洗发不仅能促进头发生长，还可使头发更加光泽滋润。此法适合夏季使用，坚持使用几次即可见效。

1. 先将头发洗净、擦干，取30~50毫升啤酒，均匀地涂在头发上，用双手指腹按摩5分钟，让啤酒在头发上停留15分钟后，用清水把头发洗净。

2. 再取30毫升啤酒，将其均匀地涂抹在头发上，并充分按摩，再用梳子将头发梳一遍，以便让啤酒均匀地渗透到发根，最后将头发洗净即可。

黑豆乌发法

黑豆为肾之谷，具有滋肾阴、乌发黑发、延年益寿的功效。黑豆与醋搭配，具有很好的生发养发作用。

1. 将适量醋与黑豆一起放入锅中煮，煮好后滤取汁液。

2. 将汁液再放回锅中煎至浓稠。

3. 将煎至浓稠的药汁涂在头发上，并适当按摩，最后用清水洗掉即可。

12 痘痘

"战痘"是很多女性的必修课，再漂亮的脸蛋，点缀上几颗痘痘都让人觉得无法容忍。但是，对于去痘，你真的准备好了吗？在正式进入去痘保养前，我们还是先来了解一下青春痘吧。

是什么让你脸上的痘痘不断

遗传因素

73%的痘痘妹与遗传体质有关。有些人天生皮脂腺就很大，数量也很多，功能十分活跃，这些都会导致肌肤油脂分泌过多而堵塞毛孔，从而引发青春痘。另外，管理皮脂腺分泌功能的交感神经与副交感神经紧张性强、雄性激素分泌活跃等也会造成肌肤过油而长青春痘。

内分泌失调

内分泌一旦失调，就会促使皮脂分泌过盛，堵塞毛囊，从而为青春痘的产生营造了条件。

性激素

激素的分泌稍有变化，就会影响到皮脂的分泌。而有些女性在同房期间皮肤会比较油，大多是由于皮脂腺容易吸收雄性激素并刺激皮脂的分泌造成的，皮脂分泌一旦过剩就会引发痘痘了。这也是有些女性在吃避孕药时痘痘能缓解的原因。

根据痘痘的生长周期，采取相应的灭痘措施

痘痘的生长周期为10~15天，要想有效去除痘痘，最好根据痘痘的生长规律循序灭痘。

萌发期

在这一时期，如果用手触摸长痘痘处，你能感觉到脸上有一粒粒细小的凸起，略有红肿，质地较硬，这说明毛孔内开始发炎了。此时，应注意以下保养措施。

1. 消炎除红肿。先彻底清洁肌肤，用化妆棉敷上具有消炎作用的化妆水或茶树精油，然后再涂抹上专用的止痘凝胶等。

2. 水油平衡调理。建议用温和控油型的去痘洁面乳。洁面后，涂上具有补水保湿作用的清润水状乳液，一定要避免会导致毛孔发炎的油腻产品。另外，还应注意防晒。

成长期

此时，痘痘开始长出白色脓头。切记千万不要着急在痘痘顶端刚出现脓头的时候挤，否则一不小心就有可能伤到真皮层，留下痘印或凹陷的疤痕。

这时，还要小心避免碰破痘痘，尽量用轻柔手法来洁面和擦护肤品。如果要用去除角质的焕肤霜、美白产品，一定要避开痘痘发炎区。如果不小心碰破，这时只有部分脓能流出来，红肿还会持续，应马上涂抹消炎痘胶。

成熟期

这一时期，痘痘已经成熟了，可以将痘痘挤出来了。不过，在挤痘痘前，应先用酒精棉给双手和痘痘及周围区域肌肤消毒，再准备一支消好毒的挤痘针，用挤痘针扎破痘痘，但不要着急用手挤，而要用消过毒的平

头镊子轻轻一挤，就能把脓清理干净了，而且挤的过程一点都不痛。挤完后，可以敷上一些具有消炎作用的除痘凝胶。尽量不要在破损痘痘上涂抹其他护肤品，更不能马上化妆。

愈合期

痘痘彻底消肿、创口愈合需要2~3天的时间，之后最重要的工作就是除痘印。痘印分红色和褐色两种。

红色痘印是长痘时形成的血管扩张。对于红色痘印，可以用果酸产品来促进肌肤更新，同时也要加强毛孔的清理工作。

黑色痘印则是痘痘发炎后的色素沉淀，可以用左旋维生素C保养品进行护理。当然，也可采用含果酸产品，以促进肌肤新陈代谢，减少痘痘。需要注意的是，如果是夏季，在等待痘痘愈合和除痘印的同时，一定要注意防晒，以免紫外线使痘印加深。

特效穴位

大椎穴、命门穴、印堂穴、神庭穴、太阳穴、率谷穴、百会穴。

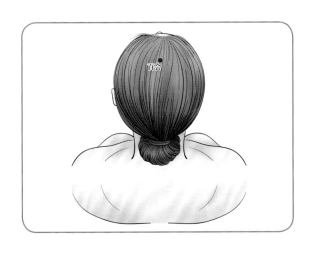

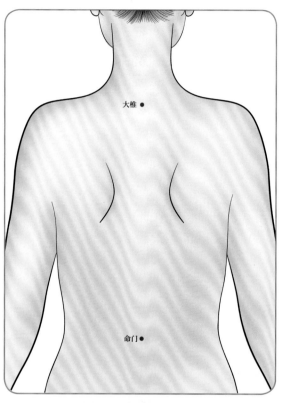

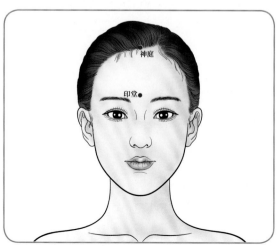

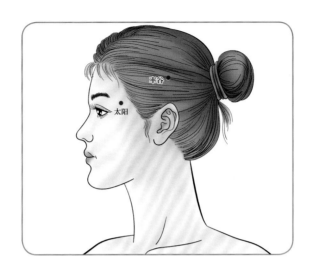

操作方法

1. 充分暴露刮拭部位，并涂抹刮痧介质。

2. 用刮痧板圆润处刮拭印堂穴、神庭穴、太阳穴、率谷穴等穴位。

3. 刮痧板与皮肤成45度，从上到下刮拭督脉，重点刮拭百会穴、大椎穴、命门穴等穴位。每个动作重复5~8次，直至出痧。

4. 选取方形的刮痧板，用刮痧板的一角横刮双侧的肩颈及双侧肩胛缝。

5. 以脊椎为起点，顺着肋骨的方向向胸前刮至肋骨下。注意不要刮在肋骨上，而要刮肋骨逢，左右各5~6次即可。

刮痧小秘籍

◎日常刮痧时间不要过长，以10~15分钟为宜。

◎刮痧时不要正对着电风扇或空调吹，一定要尽量避风。

◎刮痧后，毛孔会打开排汗，因此刮痧后2小时内不要洗澡。

◎刮痧后喝一杯温开水，不仅可以补充体内消耗的水分，还可以促进新陈代谢，加速肠道排毒。

效果加倍另有招

巧用 DIY 面膜挽救痘痘肌

胡萝卜面粉去痘面膜

此面膜具有良好的去除青春痘、淡化斑痕和暗疮、延缓面部皱纹的功效。

材料：鲜胡萝卜500克，面粉5克。

做法：将鲜胡萝卜洗净，捣碎，将捣碎的胡萝卜及其汁液加入面粉中，再捣成泥即可。

用法：洗净脸后，将此面膜敷于脸上，隔日使用一次，每次敷10分钟即可。

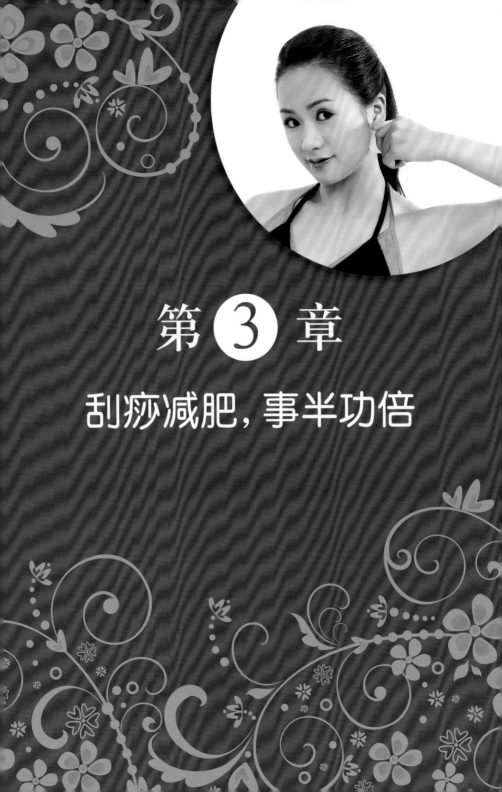

第 3 章

刮痧减肥，事半功倍

刮痧减肥不可不知的常识

刮痧能从内到外地调理身体并达到减肥的效果，但是很多女性对于刮痧减肥的一些基本常识却不太了解，这常会导致减肥效果不理想。因此，在用刮痧方法减肥前，建议大家先了解一下刮痧减肥的常识。

刮痧能控制食欲，并且不会影响健康

过度节食，会加快减肥的进程，但同时也会极大地损害身体健康。然而，刮痧减肥则不同，刮痧并不要求减肥者主动节食，而是通过刺激穴位等调节代谢平衡，从根本上调节食欲，使体内多余的脂肪被消耗掉，从而达到减肥的效果。

刮痧减肥后，皮肤不会变松弛

采用刮痧的方法来减肥，脂肪不会突然消失，而是一个逐渐的消减过程。脂肪慢慢减少，皮肤也会慢慢收缩，不会出现松弛的情况。

减肥的速度因人而异

由于每个人的体质和对刮痧疗法的接受能力有所不同，因此减肥的速度也不一样。

刮痧减肥应保持一定的频率

一般情况下，刮痧减肥的一个疗程需要持续3个月左右，在这段时间内，必须持之以恒，不然达不到理想的减肥效果。在第一个月里，每周应刮3~5次；之后的两个月可以每周刮2~3次。只要坚持按这样的频率进行，就能收到理想的减肥效果。

刮痧减肥会痛

面部的美容刮痧，往往要求手法轻柔，力度不能过重。但身体其他部位的减肥刮痧则不一样，被刮的部位会有短暂的刺痛和酸、麻、胀等感觉。

减肥必修穴

我们的身体上隐藏着一些减肥要穴，只要将它们一一找出，并采取正确的刮痧方法，那么，拥有令人艳羡的苗条身材就指日可待了。

四白穴

四白穴位于面部，瞳孔直下，在眼眶下缘凹陷处。

四白穴是养颜名穴，每天坚持按压四白穴，可促进面部的血液循环，从而使皮肤变得细腻、白嫩、有光泽，还能淡化面部的细纹。

更难得的是，四白穴还具有消脂减肥的作用，经常按摩或刮四白穴，可消除面部脂肪，塑造精致的面庞。

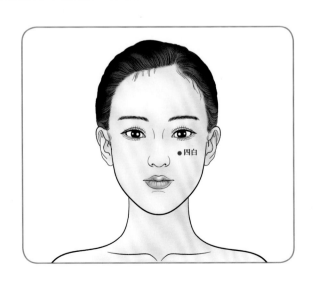

脾俞穴

脾俞穴位于背部，在第十一胸椎棘突下，旁开1.5寸处。由于脾俞穴是足太阳膀胱经上的穴位，而膀胱主管人体水液的排出，因此脾俞穴也是消除水肿的一大穴位。

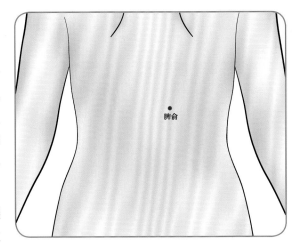

当人体内的水湿盛行时，人体就会出现水肿，此时，按摩、艾灸或刮拭脾俞穴，就能将水湿排出，从而改善水肿状况，达到减肥的目的。

肾俞穴

肾俞穴位于腰部，在第二腰椎棘突下，旁下1.5寸处。

按摩和刮拭肾俞穴有助于维护肾脏的健康，促进水分的新陈代谢，使体内多余水分迅速排出体外，从而改善身体水肿的状态，达到减肥的目的。

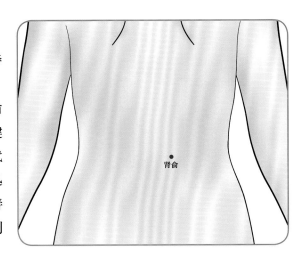

中脘穴

中脘穴在上腹部，前正中线上，脐中上4寸处。取穴时，可取仰卧的姿势，在胸骨下端和肚脐连接线的中点即为此穴。

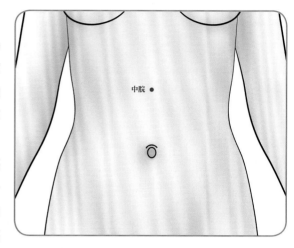

适当地刺激中脘穴，可以促进脂肪分解，尤其可以消除不雅的小肚腩。刺激中脘穴最好在饭后1小时进行，一次3~5分钟，使腹腔内产生热感为佳。地点不限，力度不宜过大，避免出现疼痛和恶心的反应。

关元穴

关元穴在下腹部，前正中线上，脐中下3寸处。

适当刺激关元穴，可增强腹部肌纤维的弹性，消除多余脂肪，并调节女性内分泌平衡。

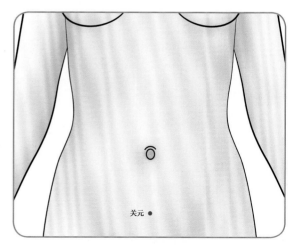

天枢穴

　　天枢穴位于腹中部，距脐中2寸。可在脐中（任脉之神阙穴）旁开2寸处取穴。由于天枢穴善于通肠道、排宿便，可通过促进肠道蠕动来排出人体毒素，防止毒素与脂肪囤积，因此该穴是名副其实的

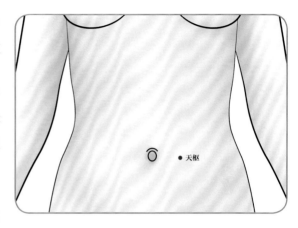

减肥名穴。对很多女性来说，只要经常刺激天枢穴，就能促进腹部代谢，帮助消化，进而塑造平坦的小腹。

　　建议每天至少刺激2次，每次5~10分钟，至小腹发热为止。刺激天枢穴时，力量宜稍微大一些，否则无法达到消脂减肥的效果。

曲池穴

　　曲池穴位于肘横纹外侧端，屈肘时看得很清楚。曲池穴具有清热利湿的作用，可有效排出人体内多余的水分，改善水肿性肥胖。

　　刺激曲池穴时应将肘关节屈曲并靠近身

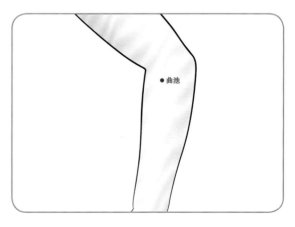

体，使肌肉保持松弛状态，以利于刺激的传导。左右各进行10次。

丰隆穴

丰隆穴位于小腿前外侧，在外踝尖上8寸，距胫骨前缘2横指处。

适当刺激丰隆穴可起到抑制食欲，进而减少进食的作用。因此，通过对丰隆穴的刺激可以轻松地达到节食的效果。

刺激丰隆穴的方法通常有两种，一是用大拇指和食指的指甲捏住穴位，反复2~3次，直到有疼痛感为止，最好在饭前进

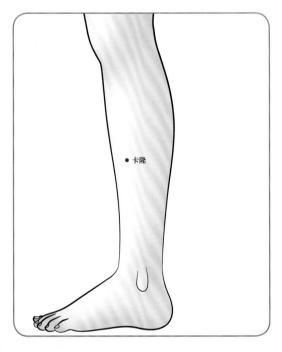

行；二是用刮痧板刮拭或用木槌敲打在丰隆穴附近堆积的脂肪，1分钟左右如果皮肤变红，说明此处血液循环良好、新陈代谢旺盛。刺激的程度应以皮肤发红为标准，每次进行5~10分钟。

造成肥胖的主要原因就是吃得太多和运动不足，专家通常都会建议采取节食与运动减肥的方法。下面我们就来介绍一下帮助控制食欲的秘密武器，以便大家从根本上减肥。

便秘点

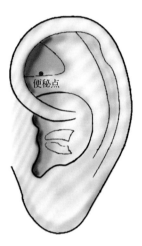

便秘点不但能促进肠胃蠕动来改善便秘，还能抑制饥饿感。可采取间歇式按压的方法，每天早晚左右耳各按压30下。按压时，力度应适中，不可过于用力。

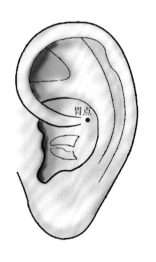

胃点

胃点不但能抑制饥饿感，还能减少腹部脂肪。此处同样可以采用间歇式按压法，每天早晚左右耳各按压30下。饭前或有饥饿感时按摩，效果更好。

内分泌点

内分泌点可控制下丘脑中的食欲控制中心，减少饥饿激素的分泌，增加产生饱足感的激素，并促进新陈代谢。每天早晚左右耳各按压30下。

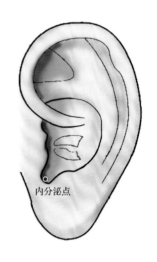

内分泌点

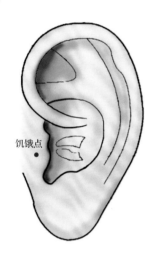

饥饿点

饥饿点

饥饿点是一个与饥饿感密切相关的穴位。当肠胃向控制食欲的下丘脑发出饥饿的信号时，人就会有进食的欲望，而按压此穴就能起到阻止信号传递的作用。每天早晚左右耳各按压30下。

胸腹区

胸腹区位于手背中央，直径为3厘米左右。每次饭前用力捏压这个部位，就会使肠胃功能减弱，从而有效抑制食欲，产生饱腹感。

胃、脾、大肠区

胃、脾、大肠区位于手掌侧，食指正下方至大拇指指根部位。可以在饭前通过用力捏压这个部位来抑制食欲；也可以利用发卡、纸夹子等身边的小物品夹住这个部位，以达到刺激效果。

但是，需要特别注意的是，如果刺激的力度不够大不够疼则是毫无效果的。因为轻揉、按摩这些部位，反而会促进胃肠功能，导致食欲旺盛。

贴士：抑制食欲的小窍门

研究表明，刷牙不仅会让牙齿更健康，而且还能有效抑制食欲。每当你抵挡不住美食的诱惑而想吃东西时，最好马上去刷牙，而薄荷味的牙膏具有绝佳的止饿功效。

另一个抑制食欲的秘诀是，刷牙的同时刷一刷舌头。这是因为舌苔可能是造成食欲日增的元凶之一。舌苔较重的人唾液分泌少、味蕾敏感度低，即使吃得再多也不容易满足，只有吃重口味的食物才能使味蕾得到满足，这样就很容易发生食欲猛增的现象。

04 瘦脸

很多美女减掉了肥肥的手臂、小肚腩及大象腿，然而想尽办法也没有甩掉制造肥胖假象的大饼脸、包子脸。瘦脸真的就这么难吗？瘦脸又有哪些好方法呢？

导致大饼脸的因素

脂肪堆积

这种胖脸的形成除了受个人的成长规律影响外，更主要的原因是吃得过多，脸上皮脂腺的脂肪多于肌肉。脸部脂肪堆积，脸当然就胖了。另外，运动量不足也是造成脸部脂肪堆积的原因之一。

瘦脸建议

1. 纠正不健康的饮食习惯，摄取均衡营养，留心日常生活的热量摄取，适当节食，多运动。

2. 通过适当的脸部按摩，来帮助面部燃烧脂肪，打造娇俏的小脸。

水肿

水肿型肥胖俗称虚胖，常见于精神紧张、长期节食、营养不良、贪食高盐及辛辣食物的人群和内分泌失调的女性。

瘦脸建议

1. 维持正常的生活作息及健康习惯，多做运动。

2. 不要长时间听低重音的音乐，以免使身体长期处于紧张状态，交感神经更加兴奋而无法放松。

3. 夜间照明应避免过亮。良好的睡眠，才是虚胖脸型的最佳瘦脸良方。

4. 洗澡时水不要过热。此外，晚上8点以后，应避免饮用含咖啡因的刺激性饮料。

5. 在健康饮食、调理内分泌水平的基础上，配合使用促进局部微循环的产品，辅以适当的按摩，通过促进发热、排汗、促进局部循环等方法，可以使肌肉柔软、体内循环畅通，达到最终瘦脸的目的。

面部肌肉过于发达

肌肉过于发达的脸型的形成与情绪有关。拥有这类脸型的人大多对待事物十分执着，因此容易造成压力过大。

瘦脸建议

1. 不背过重的单肩背包。这是因为人体在承受重物时，往往会不自觉地紧咬牙关，造成面部肌肉紧张。此外，负重走路时，还要注意身体左右的均衡，双肩背包是最佳选择。

2. 保持轻松而愉快的心情。经常开怀大笑不仅有助于放松脸颊肌，而且还有益于保持心理健康。在大笑的同时，面部肌肉能得到放松，因此可以避免肌肉过于发达而导致脸部过大。

面部骨骼较大

如果你的脸部骨骼较大，那么，无论你采取什么样的瘦脸方式，也不可能变成小脸美人。

【瘦脸建议】

　　如果想彻底变成小脸，只有采取脸部的整形手术，比如削骨。除此之外，没有更好的方案。

特效穴位

　　印堂穴、太阳穴、迎香穴。

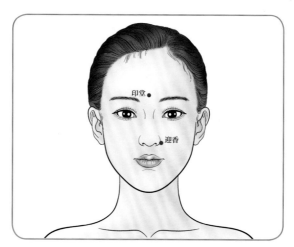

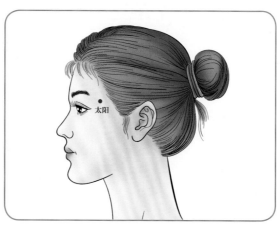

操作方法

1. 洗净脸后，涂抹刮痧介质。以螺旋手法由印堂穴沿额头中线往上轻刮至发际，再由印堂穴往上画圈刮至额角及太阳穴。两侧各重复1~2次。

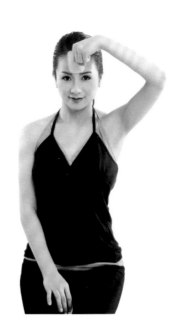

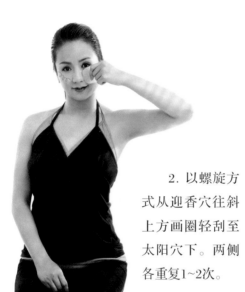

2. 以螺旋方式从迎香穴往斜上方画圈轻刮至太阳穴下。两侧各重复1~2次。

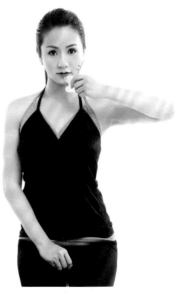

3. 从下巴开始，沿着颌骨上方，以画小圈的方式往斜上方轻刮至耳垂前方。两侧各重复1~2次。

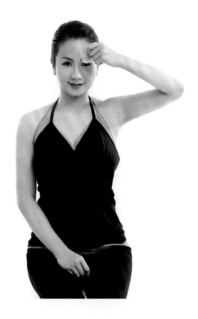

4. 从眉头开始，沿着鼻梁侧边，由上往下以画小圈的方式轻刮至鼻翼。两侧各重复1~2次。

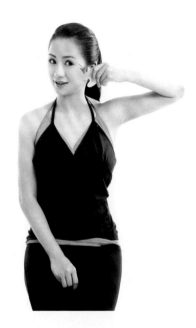

5. 用刮痧板较小的一角，从太阳穴下方到耳垂，由上往下轻刮脸际。两侧各重复5次。

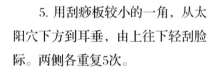

6. 利用刮痧板较小的一角，以喉管侧边为起点，沿着颌骨下方凹陷处，往上轻刮至耳垂下方。左右两侧各重复5次。

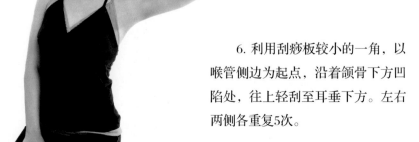

7. 沿着锁骨上方的凹陷处，由中心往外轻刮淋巴。两侧各重复5次。

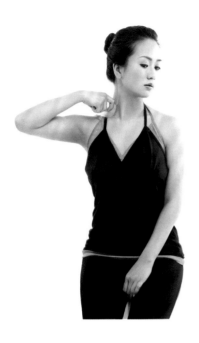

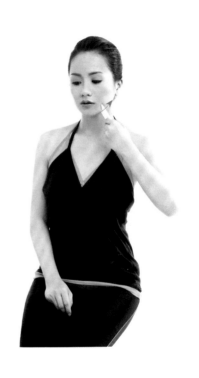

8. 以刮痧板的凹陷处夹住颌骨的方式，从下巴开始，沿颌骨往斜上方刮至耳垂下方。两侧各重复2~3次。如果刮痧板的凹陷处不够明显，也可用中指和食指夹住颌骨的方式取代。

效果加倍另有招

指压瘦脸法

水肿常常让脸部显得臃肿不堪，要消除水肿造成的包子脸，指压按摩法是不错的选择。需要注意的是，此方法的使用频率为两天一次，不宜过于频繁或用力过度，以免造成神经传导迟钝和肌肉挫伤。

具体方法如下。

1. 大拇指指腹放在颧骨下方，稍用力垂直往下轻压，指力往上轻抬即可，再缓缓将手指放松。

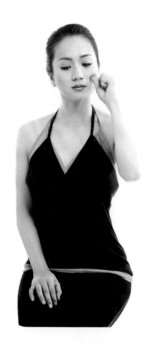

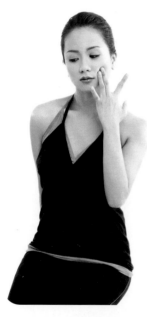

2. 将中指、无名指并拢，沿颧骨下缘平行往下轻压至2厘米处，再往上顶。

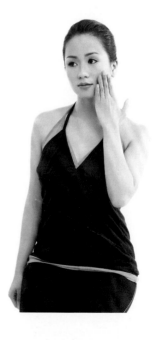

3. 将除大拇指外的其他四指并拢，在脸颊的穴位上轻拍几下。

4. 将除大拇指外的其他四指并拢，轻触脸颊，按顺时针方向由内往外画圈。

推荐最有效的瘦脸食物

不但刮痧、按摩能消除脸部水肿，塑造精致的面庞，食物同样也能达到瘦脸的目的。究竟哪些食物具有瘦脸作用呢？

冬瓜

冬瓜自古就被认为是不错的减肥食物。与其他瓜果不同的是，冬瓜不含脂肪，并且含钠量极低，有利尿排湿的功效，能帮助人体排出多余的水分，从而预防水肿型肥胖。

芹菜

芹菜富含丰富的膳食纤维，能通过促进肠道蠕动来预防脂肪堆积引发的肥胖；芹菜中富含的钾更具有利水消肿的作用，对消除水肿型肥胖十分有益。

胡萝卜

胡萝卜不但营养丰富，有利于维持视觉健康，还具有显著的瘦脸功效。每天早上喝一杯现榨的蜂蜜胡萝卜汁，能有效消除面部水肿。

豆苗

豆苗含有大量的钾元素，具有很好的消除水肿功效。另外，豆苗也可强化咀嚼效果，有助于消除脸部水肿。

柿干

干燥及软硬适中的柿干不但具有较好的营养价值，还能促进口腔活动，从而美化脸部线条。

一双纤细美丽的手臂是美女的必要条件。而且如果一个人的手臂比较纤细，那么，看起来她的体重也会比实际体重少1~1.5千克。因此，想让自己看起来更纤瘦，瘦手臂是聪明之举哟！

手臂肥胖的类型

手臂肥胖常分为不同的类型，其中最常见的就是手臂粗壮与手臂松弛。只要有针对性地减肥，就能实现纤臂的最佳效果。

手臂粗壮

肥胖以及不当的运动方式都会造成手臂粗壮。不当的运动方式如无氧运动，包括提重物、运动不当等，会使身体产生乳酸，当乳酸无法代谢而堆积在体内时，初期会产生疲劳及酸痛感，时间久了就会产生赘肉。

建议体重严重超标的女性应配合全身减肥来瘦手臂，每天还要用瘦手臂膏做深层按摩，同时还要进行有氧运动，以慢慢改善手臂粗壮的现象。

手臂松弛

手臂松弛，即平时我们所说的蝴蝶袖。这种类型的手臂肥胖，相对来说更容易解决。手臂松弛主要是由于肌肉长期缺乏锻炼，以至于肌纤维缺乏弹性所致。

建议做适度的有氧运动，比如游泳、散步等，不但能将废物排出体外，还能锻炼肌肉。因此及时采用有氧运动即可改善手臂状况。

特效穴位

外关穴、尺泽穴、曲池穴。

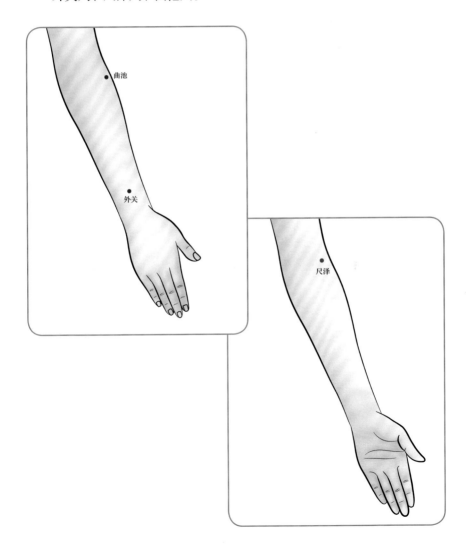

操作方法

1. 充分暴露所要刮痧的部位，并涂抹刮痧介质。将手伸直，用刮痧板从手腕关节开始分别沿着前臂内侧、外侧及两侧边向上刮到肘关节。重点刮尺泽穴。

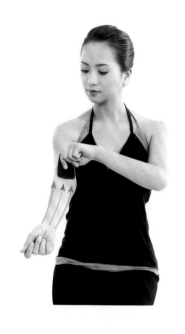

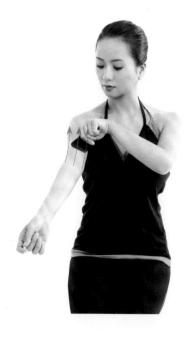

2. 将手伸直，手掌朝上，用刮痧板从手肘关节分别沿着手臂内侧、外侧及中间向肩膀方向刮拭，每条线约刮3~7次。

3. 将手放在头上，用刮痧板从肘关节向肩膀的方向沿着手臂外侧刮拭，同时也要刮拭手臂下方的赘肉，每处刮约3~7次。重点刮外关穴和曲池穴。手臂外侧的部位刮完后会比较红，隔天容易有点状的淤青，但这种现象通常会逐渐减轻，而且手臂的脂肪也会慢慢减少。

刮痧小秘籍

◎刮拭手臂时，手指头可能会有一点酸胀的感觉。不必担心，这是正常的现象。

◎手臂上骨头比较突出的部位可以轻轻地刮，但最好还是避开，以免受伤。

效果加倍另有招

瘦手臂的摆手操

1. 跪立，挺直后背，脊背保持挺直，两腿分开约一拳。手臂自然下垂，手心向后。

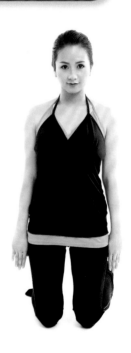

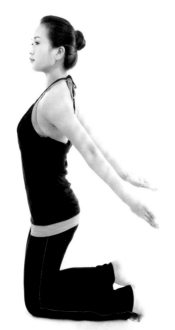

2. 两臂向后渐渐抬起，配合短促的呼气，手臂向后抬起至最大限度，反复10次，注意保持呼吸。

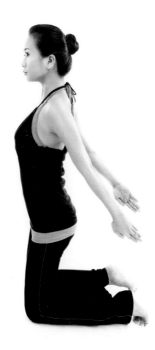

3. 保持第2步的动作，将双手掌朝向身体的一侧。

4. 保持手掌朝向体侧的姿势不变，在短促呼吸的同时，最大限度地向后抬起手臂，反复练习10次。

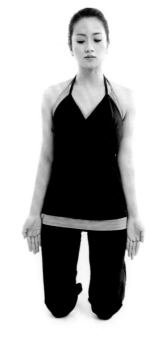

5. 在第4步的基础上，将手心转向朝前，最大限度地向后抬起手臂，反复10次。

瘦手臂的双手牵拉操

1. 站立，上半身挺直，将双臂向上举起，然后用左手握住右手。

2. 左手臂曲肘，然后将右手向左边拉，直到右肘呈直角为止，保持3~5秒。

3. 继续向左牵拉右手臂到最大限度，保持3~5秒。

4. 换另一侧重复第1~3步的动作。

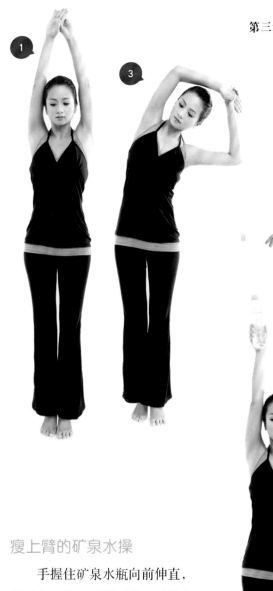

瘦上臂的矿泉水操

　　手握住矿泉水瓶向前伸直，然后向上举，贴紧耳朵，尽量向后摆臂4~5次，最后缓缓往前放下。重复此动作15次。每天做45次左右，可以分几次完成。

06 腰腹部

很多女性一直被自己越来越粗壮的腰身所困扰。众所周知，腰部和小腹一旦产生赘肉就很难减下去。那么，有小肚腩的女性该怎么办呢？采取有效的瘦腰瘦腹法，就能帮你打造属于你自己的S形身材。

腰腹肥胖的三种类型

不同类型的腰腹肥胖有不同的减肥措施。参考下面的内容，确定你属于哪种类型，再采取相应的减肥方法。

下腹部肥胖型

这种体型的女性肚脐以下的部位明显突出，从侧面看臀部也是下垂的。下腹肥胖的女性饮食较为油腻、口味偏重、喝水少，常伴有便秘的现象。另外，这类人往往属于久坐族，很少运动。

建议

◎多喝酸奶，以促进排便。

◎减少盐分的摄取。

◎增加运动量、适当按摩，都能提高身体的代谢水平，有助于减掉小腹。

水桶腰型

这类女性的腰部基本上没有什么曲线，左右臀部高度也不一致，肠胃或肝脏功能有问题，这主要是由于喜吃生冷油腻的食物引起的。

建议

◎每顿饭都应细嚼慢咽，这样有助于提早产生饱腹感。另外，进食前最好先吃一盘低热量的蔬菜沙拉，以减少正餐的摄取量。

◎尽量避免食用煎、炸、油腻品，多吃蒸、煮的食物。

◎糕点和冷饮也要少吃，以防油脂和淀粉让腰腹变粗。

◎拉伸瑜伽、肚皮舞等运动都有专门的瘦腰腹作用，每周可做3次，每次半小时。

上腹部肥胖型

上腹部肥胖型的女性肚脐以上的部位明显突出。身体的新陈代谢率降低、平时运动少、喜吃甜品和高热量的食物，都是导致上腹部肥胖型的诱因。

建议

◎尽量避免食用蛋糕、巧克力、奶糖等高热量的甜食。

◎豆制品及富含膳食纤维的蔬菜，热量不高，不会让人长胖，尤其是纤维食品还会使人产生饱腹感从而减少饮食，帮助减肥。

◎多做仰卧起坐，这个动作可以锻炼上腹部的肌肉，每周做2~3次。

特效穴位

天枢穴、关元穴、气海穴、中脘穴。

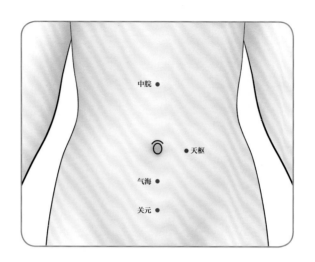

操作方法

1. 仰卧，充分暴露要刮拭的部位，并涂抹刮痧介质。以肚脐为中心，按顺时针方向用刮痧板刮拭腹部，力度要均匀，不必过于用力，以腹部皮肤出现红润为度。

2. 以刮痧板的厚棱角侧面为着力点刮拭天枢穴、关元穴、中脘穴和气海穴，并施以旋转回环的连续动作，带动皮肤下面的组织，用力要适中。

3. 俯卧，充分暴露所要刮拭的部位，并涂抹刮痧介质。将刮痧板置于腰骶部，横刮10次，以皮肤发红发热为宜。自己不方便刮的时候可以请家人帮忙。

4. 刮痧板置于身体前正中线两侧，缓慢向两侧刮至腋中线，刮拭时用力要稍重，以皮肤发红发热为宜。可一侧刮完再刮另一侧，也可以用两块刮痧板同时刮。

刮痧小秘籍

◎刚吃完饭后不宜立即进行腹部刮痧，应在饭后半小时进行。

◎腹部较柔软，而且腹腔内脏腑较多，因此手法要轻柔、缓慢。

◎做以减肥为目的的腹部刮痧，应收紧腹部肌肉，用力可稍微重一些，这样减肥效果会更好。

◎如果受术者出现腹痛，应明确诊断后再确定是否能刮痧，内脏出血时严禁刮痧。

效果加倍另有招

仰卧伸曲腿运动

这组动作类似于仰卧起坐的延伸动作，对下腹部肥胖的人十分有效。

1. 在床尾仰卧，臀部以下留在床外，膝盖弯曲，将大腿拉向腹部上方。双手顺着身体放在身体两侧，手臂伸直，手掌朝下，放在臀部下方。

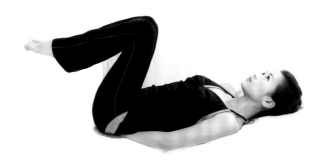

2. 腹部用力，慢慢将腿向前伸直，保持脚尖朝上，使身体成一直线，然后再慢慢将膝盖弯曲，大腿回到第1步的位置。在整个过程中，注意放松背部、肩膀和手臂，只是腹部在用力。

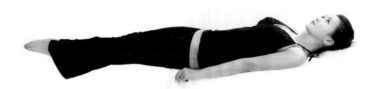

收缩腹部椅上操

这组动作能通过收缩腹部而达到减掉腰腹部赘肉的效果，适合经常练习。

1. 坐在靠背椅的边上，双手反抱椅背，感觉自己快要从椅子上滑下来了，全身放松，弓背塌腰，腰部要尽量地贴向椅面。

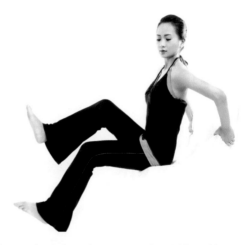

2. 双脚轮流做骑自行车的动作，腿部肌肉要放松。一只脚尽量向下伸，但不能触地，另一只脚弯曲尽量向上伸。反复练习，每天要坚持20次。

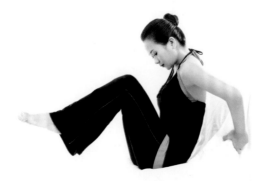

3. 保持第1步的姿势，双腿同时向上弯曲，再同时向下伸展。注意，在整个过程中，腰部不能向上顶，腹部与胃部应尽量收缩，以达到腹部一紧一松。每天坚持20次。

07 臀部

对于身段显得低矮臃肿的女性来说，往往是臀部不够完美，导致了视觉上的不良效果。女性的体脂肪容易堆积在臀腿等部位，如果再加上下半身宽大体型的影响，想要减掉赘肉、塑造优美的臀部曲线，恐怕得花上一番工夫呢！

臀部肥胖的诱因

导致臀部肥胖的因素，主要来自后天，多是不良生活习惯造成的，比如运动不足、吃得多、姿势仪态不好、怀孕分娩等都会使臀部日益宽大。另外，某些疾病造成的水肿也会影响下半身的身材。

遗传因素

遗传是导致女性臀部宽大的原因之一，家族性遗传体型或天生的宽大骨架，都会让臀部显得比较肥胖。

脂肪堆积

臀部是人体一个比较特别的部位，体脂肪极容易在此处囤积，进而导致臀部肥胖。

运动不足

吃饱饭后懒得运动，会使多余的脂肪乘虚而入，从而造成臀部肥胖。

久坐

喜坐懒动的生活习惯，也是导致臀部宽大的一个原因，尤其是久坐族，臀部更容易变得肥胖。

怀孕分娩

在怀孕期间，女性的身体会为哺乳作准备，因此会渐渐囤积热量，而产后一旦进补过度，导致热量无法消耗，多余的脂肪自然就会留在身上，从而造成臀部宽大。

特效穴位

环跳穴、承扶穴。

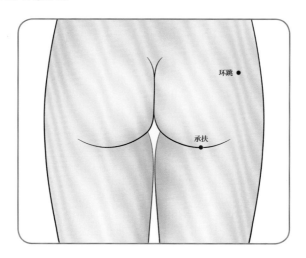

操作方法

1. 俯卧，充分暴露所要刮拭的部位，用热毛巾清洁要刮拭部位的皮肤，并在腰臀部均匀涂抹刮痧介质。

　　2. 用刮痧板自上而下有规律地从腰部刮至臀部最高处，刮15~20次。

　　3. 从臀部最高处向下刮拭，重点刮拭环跳穴、承扶穴，刮15~20次。

　　4. 双手各握一个刮痧板，从臀部最高处向两边外侧刮拭。也可以刮完一侧再刮另一侧。

刮痧小秘籍

　　◎刮痧后，如果配合做一些具有减肥作用的瑜伽或其他运动，可帮助拉伸肌肉，减肥效果更明显。

　　◎刮痧力度大小需要根据患者的胖瘦、刮拭部位脂肪的多少、肌肉的厚薄来确定。一般而言，臀部减肥，力度可稍大一些，力度要先逐渐加强，再逐渐减弱。

效果加倍另有招

瘦臀美腿操

　　这组动作，能均衡地锻炼到全身各个部位，尤其可美化手臂、紧致腰臀部，还能塑造优美的腿形。

　　1. 将一个枕头平放在地上。

　　2. 躺下，身体朝向左侧，左手肘弯曲置于枕头上，右手自然放下，双腿伸直。

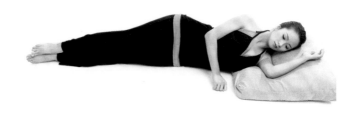

3.右脚放于左脚后方，右手尽量向上伸直。

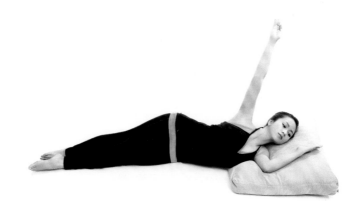

4.运用腰部的力量，带动身体最大限度地向上拉起，再将身体慢慢放下，但身体放下时不应碰到地面，一上一下算一次，共做50次。

5.做完后，平躺，将膝盖弯曲弓起，双手环抱双膝，休息一会儿，使肌肉放松。

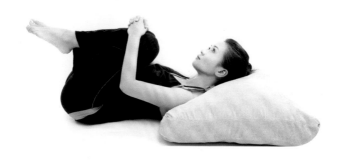

美腰俏臀操

这组动作有助于紧实臀部肌肉，减少脂肪堆积，适合在刮痧之后进行，可增强刮痧减肥的效果。

1. 站立，身体挺直，双腿伸直并拢，双手叉腰。

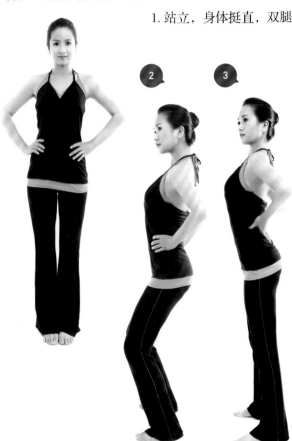

2. 微微弯曲双膝，肚子用力向前挺，保持2秒钟。

3. 双腿伸直，臀部用力向后翘，肚子后缩，保持2秒钟。

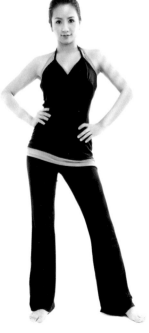

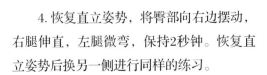

4. 恢复直立姿势，将臀部向右边摆动，右腿伸直，左腿微弯，保持2秒钟。恢复直立姿势后换另一侧进行同样的练习。

臀部走路操

这组动作可修饰腰部线条，紧实臀部与大腿内侧的肌肉。

1. 坐在地上，双腿向前伸直、并拢，双手自然置于身体两侧。

2. 保持背部挺直，手臂在体前交叉，双手置于肩膀上。

3. 抬起左大腿，运用腰部与臀部的力量，带动臀部向前运动；换另一侧进行同样的练习。左右轮流共做5分钟。

4. 坐在原地，用手轻轻按摩腰腹部2分钟左右，帮助放松肌肉。

08　腿部

　　你是不是常常觉得自己的双腿不够纤细、线条不够漂亮，而且尝试了很多种瘦腿方法也无法让粗壮的大腿瘦下来呢？那么究竟是哪里出了问题？有什么办法能快点让我们拥有一双性感的美腿呢？

腿部粗壮的三种类型

肌肉型

　　这类女性的特征是腿上的肉很结实，皮肤看起来不太白；有些人小腿肚上能看到明显的肌肉；大腿粗壮，肌肉线条明显。

　　肌肉型的女性一般喜欢运动，爱吃肉。

肥肉型

　　肥肉型女性的特征是身体上的肉白白软软的；小腿肚并不结实，尤其是大腿后侧；皮肤看起来松松垮垮的，有人们常说的橘皮组织。

　　肥肉型的女性通常爱吃肉、甜食、零食，但不爱运动。

水肿型

　　水肿型女性的特征是早上起床后照镜子发现脸很肿；早上与晚上的腿围相差很多，尤其是小腿；如果用力在腿上按一下，会出现白色的印记，而且较长时间不消退。

　　这类女性比较爱喝水，尿比较少，口味比较重，爱吃咸的、辣的食物。另外，从事久坐、久站等工作的女性，也容易造成腿部水肿。

贴士：明星们的美腿秘籍

◎为了保持腿部的秀美线条，莫文蔚经常会做出颇有难度的倒立和空踢等具有美腿作用的动作，而且每次运动后都要在腿部涂抹一层紧致肌肤的润肤乳。

◎梁咏琪的美腿妙招就是做家务，闲下来的时候还会随便扭扭腰、踢踢腿，这些都有利于保持双腿的紧致。另外，她最反对饭后立即坐下。

◎舒淇的美腿秘诀是尽量多站立、多走动，避免久坐，尤其是饭后至少要站立半小时，同时小腿要用力收紧。

◎小S的美腿锻炼方法是躺在床上做一些抬腰伸腿的小运动，并经常穿着舒适的高跟鞋慢走。

特效穴位

涌泉穴、风市穴、足三里穴、三阴交穴、丰隆穴、丘墟穴。

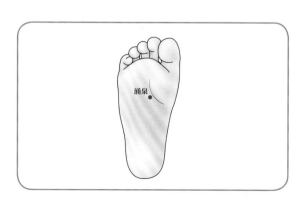

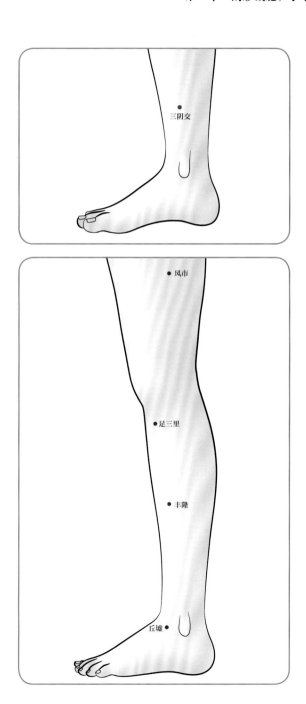

三阴交

风市

足三里

丰隆

丘墟

操作方法

1. 坐在床上或沙发上，腿自然曲起，让小腿处于最自然放松的状态，充分暴露所要刮拭的部位，并均匀涂抹刮痧介质。

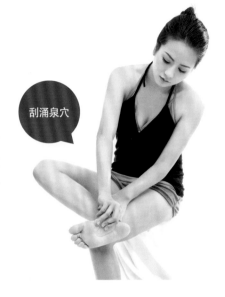

刮涌泉穴

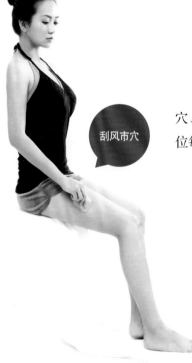

刮风市穴

2. 手握刮痧板，刮拭涌泉穴、风市穴、丘墟穴。刮拭时力度要适中，每个穴位每次各刮1分钟左右。

按揉
三阴交穴

3. 用刮痧板以中等力度按揉、点压下肢的足三里穴、丰隆穴、三阴交穴等穴位，每穴每次各刮15次左右。

　　4. 仰卧，让家人从下向上自踝部刮拭至膝部，再从膝部刮至腹股沟处，每个部位反复刮拭20次左右。也可坐着自己分段刮。

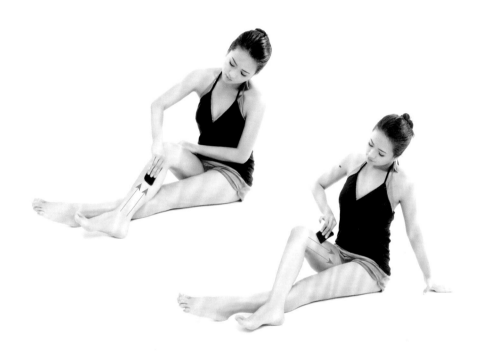

刮痧小秘籍

　　◎瘦腿刮痧每天进行一次就可以了。

　　◎如果刮拭过的部位出现了紫色的痧点，说明此处有点小问题，几天痧点就会退去。下次刮痧一定要等到痧退之后才能再刮，绝对不能带痧刮。

效果加倍另有招

单脚踏台阶运动

　　这组动作能锻炼到股四头肌、腿后腱和大腿后的肌肉，经常练习，可塑造修长的双腿，还能增强双腿的力量。

　　1. 站在一个台阶上，每只手各提着3千克的重物。以双脚脚后跟受力。右膝盖微微弯曲，将身体重心集中在右边。

　　2. 保持右脚不动，抬起左脚，将脚趾在台阶的边缘踏一下。一上一下的踩踏动作重复进行8~12次。

　　3. 保持右脚不动，左脚抬起来踩踏台阶时，使左脚趾虚着在台阶上，双膝弯曲，身体降至半蹲的位置。左脚趾向下用力，双腿伸直。重复做8~12次。

　　4. 换另一侧进行同样的练习。

注意事项

　　◎当踩踏台阶的脚向上抬起时，要同时向内收起骨盆。

　　◎如果做不到手提重物，可双手放在臀部进行练习。